Le Grand Mystère des règles

Pour en finir
avec un tabou vieux comme le monde

Jack Parker

Le Grand Mystère des règles

Pour en finir avec un tabou vieux comme le monde

Illustrations de Madel Floyd

Flammarion

ISBN : 978-2-0814-0864-7

À ma mère, pour tout.
À mon père, pour le reste.

SOMMAIRE

Introduction

J'ai eu mes premières règles le 15 août 2002 sur la plage du Prado, à Marseille. C'était quelques jours avant mes quinze ans – autant dire que ça faisait un moment que je les attendais, et que je commençais un peu à désespérer, sachant que mes copines les avaient toutes eues entre dix et douze ans. Ça faisait déjà quelques années que je m'impatientais et que j'entendais les adultes me dire que j'avais de la chance, et que je ferais mieux de profiter de ces belles années de sursis parce que j'allais sacrément déchanter en découvrant ce qui viendrait ensuite.

Mais j'en avais assez d'être en marge, je voulais être comme tout le monde, et, surtout, je voulais me sentir enfin femme. Parce que depuis que j'ai appris l'existence des règles, elles m'ont toujours été vendues comme étant l'apanage de la féminité, le moment clé qui marquait le passage du statut de fillette à celui de femme – et pour moi, quinze ans c'était déjà beaucoup trop tard pour être encore une fille. Déjà que je n'avais ni seins ni hanches, mais en plus mon utérus refusait de se mettre en marche, c'en était trop.

Je me sentais prête à avoir des rapports sexuels (je ne l'étais absolument pas, mais c'est une autre question), et je voulais que mon corps suive mon état d'esprit pour pouvoir me sentir enfin concernée par toutes les questions de femmes qui s'offriraient à moi une fois la première goutte de sang tombée – l'idée de ne plus être exclue des discours que je lisais dans les magazines féminins me remplissait de joie.

Et finalement, j'ai mis assez peu de temps à comprendre pourquoi mes amies m'enviaient de ne pas être réglée, et pourquoi les adultes m'assuraient que je n'avais vraiment aucune raison d'être pressée de l'être.

Comme souvent les premières années de règles, j'ai été bénie par la sainte trinité des galères menstruelles :

Elles étaient extrêmement douloureuses, au point de me paralyser complètement (j'ai même failli m'évanouir deux-trois fois) ;

Elles duraient en moyenne sept à huit jours ;

Elles étaient totalement irrégulières, débarquant tantôt au bout de quarante jours, tantôt deux fois dans le mois, sans crier gare, me laissant à la merci des fuites.

Je ne compte plus le nombre d'objets et de vêtements que j'ai ruinés à cause de mes règles imprévisibles – mais la fois où j'ai inondé le lit d'une amie alors que j'y dormais avec mon petit ami et celle où j'ai tartiné une chaise de classe en cours d'italien au lycée restent dans mon palmarès ultime. Et si encore je n'avais eu qu'à me soucier des taches et des jeans abîmés, j'aurais pu m'en remettre un peu plus facilement, mais je devais également me

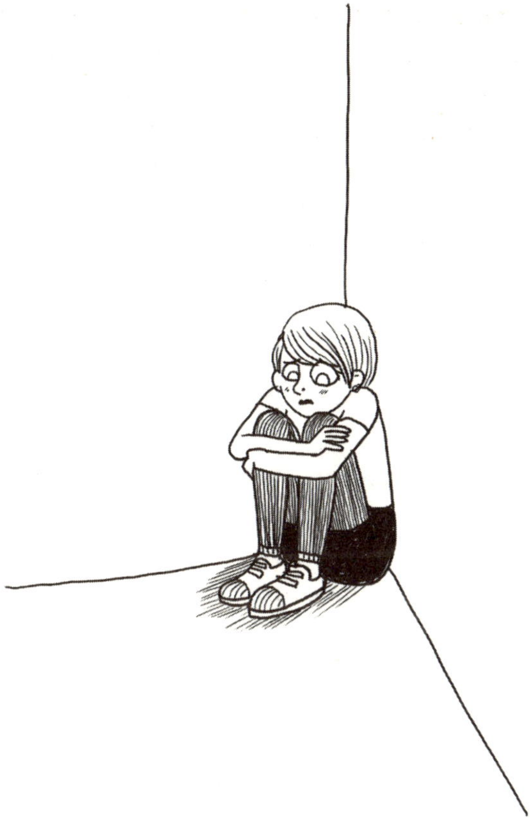

coltiner le fardeau de la honte et de la peur du rejet de la part de mes pairs – notamment des garçons. Le simple fait de mentionner les règles dans une conversation jetait un froid et tout le monde poussait des cris de dégoût, alors porter sur soi la preuve physique de ce handicap, c'était s'assurer de se coller une cible sur la tronche pour le reste de l'année scolaire.

J'ai moi-même contribué plusieurs fois à ce discours teinté de rejet et de stigmatisation. Un jour où j'ai remarqué que la serviette hygiénique d'une camarade se voyait à travers son pantalon moulant, je n'ai pas hésité une seule seconde à la jeter en pâture au reste des personnes présentes en la montrant du doigt et en riant comme une hyène. Et je pensais être dans mon bon droit – après tout, c'était elle qui avait commis l'erreur de ne pas enrouler un pull autour de sa taille pour limiter les risques d'exposition.

Par conséquent, il m'est arrivé plusieurs fois de mettre ma vie sur pause à cause de mes règles, de refuser des sorties, de sécher les cours, de me priver de plage parce que je ne savais pas mettre de tampon. J'ai même été larguée par un mec qui me trouvait trop distante avec lui parce que j'avais refusé deux jours d'affilée de m'asseoir sur ses genoux – ce qu'il ne savait pas, c'est que j'étais terrorisée à l'idée de le recouvrir de mon sang, et je n'ai jamais osé lui dire. J'étais toujours tiraillée entre l'envie de vivre ma vie comme si de rien n'était pendant mes règles et celle de me terrer chez moi pour éviter de courir le risque d'être démasquée. Je savais que si j'annulais ma présence à certains événements, si mon comportement changeait d'un jour à l'autre, on allait me demander de me justifier, et l'idée de devoir avouer que c'était à cause du sang qui coulait de mon utérus me paralysait.

Pour les garçons de mon entourage, parler de ses règles ou, pire, les rendre visibles était l'ultime affront qu'une fille pouvait leur faire. Mais c'était aussi la meilleure excuse pour clouer le bec des grandes gueules dans mon genre – dès qu'on exprimait une émotion négative un peu vive, qu'on faisait entendre nos voix et notre mécontentement ou qu'on demandait simplement le respect, la sentence tombait immédiatement sous forme de question : « T'as tes règles ou quoi ?! »

Nous n'avions pas le droit d'être de mauvaise humeur, de râler, de nous insurger, d'insulter, de répondre aux attaques sans que l'état de notre utérus ne soit mis en cause – comme si nous n'avions aucune prise sur nos émotions, comme si le fait d'avoir nos règles nous rendait immanquablement incontrôlables, et comme si ce processus naturel tenait les manettes de notre cerveau, tel un parasite.

Alors, nous sommes nombreuses à avoir appris à nous taire, à sourire, à garder nos émotions pour nous si elles n'avaient pas de rayonnement positif. Nous avons appris à séduire sans choquer, à cultiver cette image de femmes lisses et sans fluides, sans fuites ni éruptions. Nous avons appris à répondre aux commentaires offensants par des remontrances doucereuses sur fond de sourires figés. Mais surtout, nous avons appris à avoir honte de nos corps, honte de nos règles, honte d'être en bonne santé, fonctionnelles et normalement constituées. Qui n'a jamais eu cette montée de sueur froide lorsqu'une serviette ou un tampon s'était jeté hors d'un sac alors qu'on tentait d'en sortir autre chose ? Qui ne s'est jamais forcée à acheter des articles supplémentaires au supermarché dans le but de faire passer la boîte de protections hygiéniques inaperçue sur le tapis de caisse (idem pour les préservatifs, alors que là encore, il n'y a aucune honte à avoir une vie sexuelle saine et épanouie) ? Qui n'a jamais instauré un code secret avec ses copines pour pouvoir échanger des tampons en cas de galère sans jamais se faire griller par les autres ?

Nous sommes nombreuses à avoir grandi dans le camouflage constant de nos fonctions corporelles, et notamment de nos règles. À écouter des gens parler de leur transit, se péter dessus pour rigoler, se fouiller le nez à chaque feu rouge et, pourtant, grimacer à la moindre évocation du cycle menstruel. Pas étonnant qu'on commence à en avoir un peu marre, au point d'en arriver à écrire des livres entiers sur le sujet.

Au printemps 2015, lorsque j'ai dit autour de moi que j'allais créer un blog sur les règles, on m'a regardée comme si j'étais une extraterrestre – un regard auquel j'étais déjà habituée, depuis que j'ai commencé à communiquer sur toutes les questions du féminisme. Quand, un an plus tard, j'ai pu annoncer que j'écrivais désormais un livre sur le sujet, les yeux de mes interlocuteurs se sont de nouveau écarquillés et leurs sourcils se sont froncés. En dehors des grimaces de dégoût, il y avait surtout beaucoup d'interrogations. Beaucoup se sont contentés de répondre : « Mais… pour quoi faire ? » Ils ne comprenaient pas l'intérêt d'écrire sur un tel sujet – pour un article, encore, pourquoi pas, mais un livre entier ? Qu'est-ce que j'allais bien pouvoir raconter sur les règles pour que ça remplisse un bouquin ? Et surtout, pourquoi diable en faire tout un plat ?

Il est vrai qu'en France, on a encore du mal à réaliser à quel point le tabou est encore bien présent – et pesant. On pense avoir déjà tout réglé de ce côté-là. Après tout, il y a des pubs pour les protections hygiéniques à la télé (même si on y voit du sang bleu et que le contenu est souvent tellement édulcoré qu'on peine à savoir de quoi ça parle), on a des cours d'éducation sexuelle à l'école (qui ne sont pas régis par des organisations religieuses comme aux États-Unis par exemple), et l'accès aux protections est simple – il y en a des rayons pleins à craquer dans les supermarchés. Eh oui, d'accord, on fait encore un peu la tronche quand on en parle en public, mais c'est normal, ça relève du domaine de l'intime, ça n'a pas sa place à la table du dîner.

Pourtant, ce n'est pas si simple. Les règles sont toujours enveloppées d'un voile de négativité, de dégoût et de rejet, tant de la part des gens qui ne sont pas concernés que de celle des personnes menstruées. On ignore encore beaucoup trop de choses au sujet des menstruations, ne serait-ce que d'un point de vue purement biologique. On commence tout juste à parler des problèmes de santé qui y sont liés, comme l'endométriose par exemple. De nombreuses personnes passent des décennies, voire des vies entières, à en souffrir en silence, sans savoir que ce n'est pas normal.

De nombreux enfants et jeunes ados grandissent dans la peur et le dégoût de leurs corps et de leurs règles, parce qu'on ne leur a jamais vraiment expliqué ce qui se passait, ni appris à ne pas en avoir honte. Les pubs et notre environnement social nous enseignent la même chose : il faut cacher ses règles, il faut que le moins de personnes autour de nous soient au courant qu'on les a, et il ne faut surtout pas en parler.

D'un point de vue strictement féminin (puisqu'on verra plus tard que les règles ne sont pas qu'une question de femmes), les menstruations ont quelque chose d'anormal et de monstrueux, parce qu'elles symbolisent l'inverse total de ce qu'une femme doit être. Pour correspondre aux normes de notre société, une femme doit être discrète, délicate, modifier tout ce qui ne colle pas aux diktats de la mode et de la beauté (ses poils, son teint, ses cheveux, son odeur, etc.) et ses émotions doivent être contrôlées et modérées. Or, les règles représentent le contraire : saleté, taches, odeurs, effusions de sang, humeurs changeantes… Alors, forcément, quand on grandit en tant que jeune fille, qu'on écoute ce que nous disent les médias, la presse spécialisée et, parfois, notre entourage, l'arrivée des règles peut être vécue comme un traumatisme (même si, lorsqu'elles se font attendre, on peut aussi avoir extrêmement hâte qu'elles arrivent – au risque de faire face à une réalité décevante par la suite).

Alors qu'on s'imagine devenir une femme de magazine, on se voit devenir un monstre, on se sent difforme, puante, en marge de la société. Parce que les règles ne sont jamais associées à la norme, elles ne sont jamais accolées à cette vision idéale de « la femme » telle qu'elle doit être pour ne pas faire trop de vagues et s'assurer un avenir sans encombre. Pour peu qu'on soit déjà un peu en dehors de cette norme (par son poids, sa couleur de peau, son orientation sexuelle naissante, etc.), les règles ne font qu'enfoncer le clou dans le cercueil de nos rêves de féminité.

Ajoutons à ça le fait qu'on soit nombreuses à avoir entendu le fameux « Tu es une femme, maintenant ! » à l'arrivée de nos règles, et le chaos intérieur devient total et difficile à gérer. Surtout que ça arrive généralement à un âge où tout prend une ampleur spectaculaire, tout est vital et déterminant,

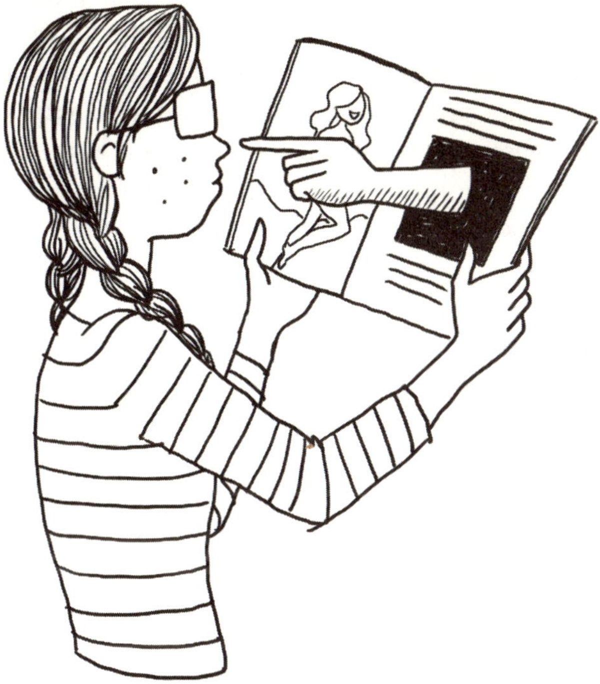

et chaque élément un tant soit peu négatif peut être vu comme une fatalité.

Mais ça, c'est dans le cas des jeunes filles qui grandissent dans des pays comme la France. Il suffit de regarder un peu plus loin pour voir la question des menstruations prendre une ampleur encore plus importante – et dans certains cas, c'est même une question de vie ou de mort.

Il y a encore de nombreux pays (Ouganda, Inde, Népal, etc.), dans lesquels les femmes sont obligées de s'isoler pendant toute la durée de leurs règles, parce qu'elles sont jugées impures et qu'on craint leur influence sur les hommes, la nourriture ou le bétail. Dans ces mêmes pays, l'accès aux protections hygiéniques est tellement difficile qu'elles doivent utiliser soit des chiffons soit des feuilles pour se protéger (favorisant tout un tas d'infections qui peuvent avoir des conséquences très graves à court et long terme), soit ne rien utiliser du tout et rester isolées dans des huttes pour saigner à même le sol en terre battue pendant toute la durée de leurs règles. Par conséquent, elles sont nombreuses à devoir manquer les cours au moins une semaine par mois et se voient souvent forcées d'abandonner leurs études après avoir pris trop de retard – reproduisant ainsi le cycle des femmes déscolarisées qui n'accèdent jamais à un statut supérieur, malgré les multiples batailles menées par différents organismes spécialisés dans l'éducation des filles.

Peu importe où notre regard se pose dans le monde et dans notre propre société, la question des règles est universelle. On gagnerait pourtant tous à s'instruire sur le sujet, pour notre développement personnel et pour rendre notre influence plus bénéfique sur les personnes concernées autour de nous. Petit à petit, ce cercle peut être étendu, notre vision peut changer et le fait de garder cette idée en tête nous aidera à changer légèrement de perspective sur les questions de société qui se présentent à nous. Voyez ça comme un point de départ. Un prétexte. Un outil de brainstorming. Un sujet de conversation un peu original à balancer en soirée. Une raison de se remettre un peu en question.

Il est grand temps que ce tabou rejoigne le clan des reliques et qu'on arrête de culpabiliser, de complexer et de se cacher à tout prix – qu'on possède un utérus ou non.

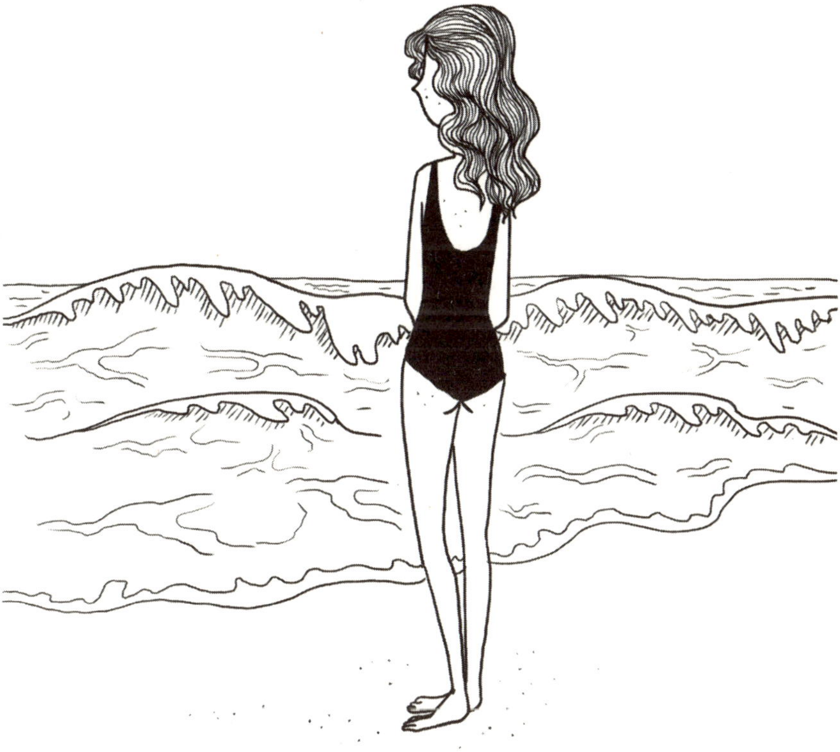

Note sur le vocabulaire employé dans le livre

Comme vous le remarquerez très vite, j'ai essayé, autant que possible, de ne pas trop genrer mon discours. C'est, dans un premier temps, pour insister sur le fait que ce livre s'adresse à tout le monde et n'est pas un ouvrage « de femme, pour les femmes » comme on pourrait s'y attendre sur un tel sujet, mais surtout pour inclure toutes les personnes qui sont concernées par les règles.

Il ne suffit pas d'avoir un utérus en état de fonctionnement pour être une femme. Beaucoup de personnes naissent avec un utérus sans se sentir femme, et d'autres naissent avec un pénis sans se sentir homme. On peut donc avoir ses règles sans être femme, et être une femme sans avoir ses règles. Les règles ne sont pas qu'une « question de bonne femme », comme on a tendance à l'entendre un peu partout. Le sujet est plus vaste, le nombre de personnes concernées aussi, et tout ça ne se réduit pas qu'à une question de genre. Il ne suffit pas d'avoir ses règles pour être visé d'une manière ou d'une autre par le sujet – quand on essaye d'avoir un enfant, quand on doit en élever un, quand on doit rendre service à une personne qui a ses règles, les possibilités sont multiples.

J'ai fait de mon mieux pour ne pas trop insister sur l'aspect strictement féminin des règles, mais, comme vous le verrez, certains sujets m'y ont un peu obligée et je n'ai pas toujours réussi à faire autrement. J'espère que personne ne se trouvera heurté par mes propos.

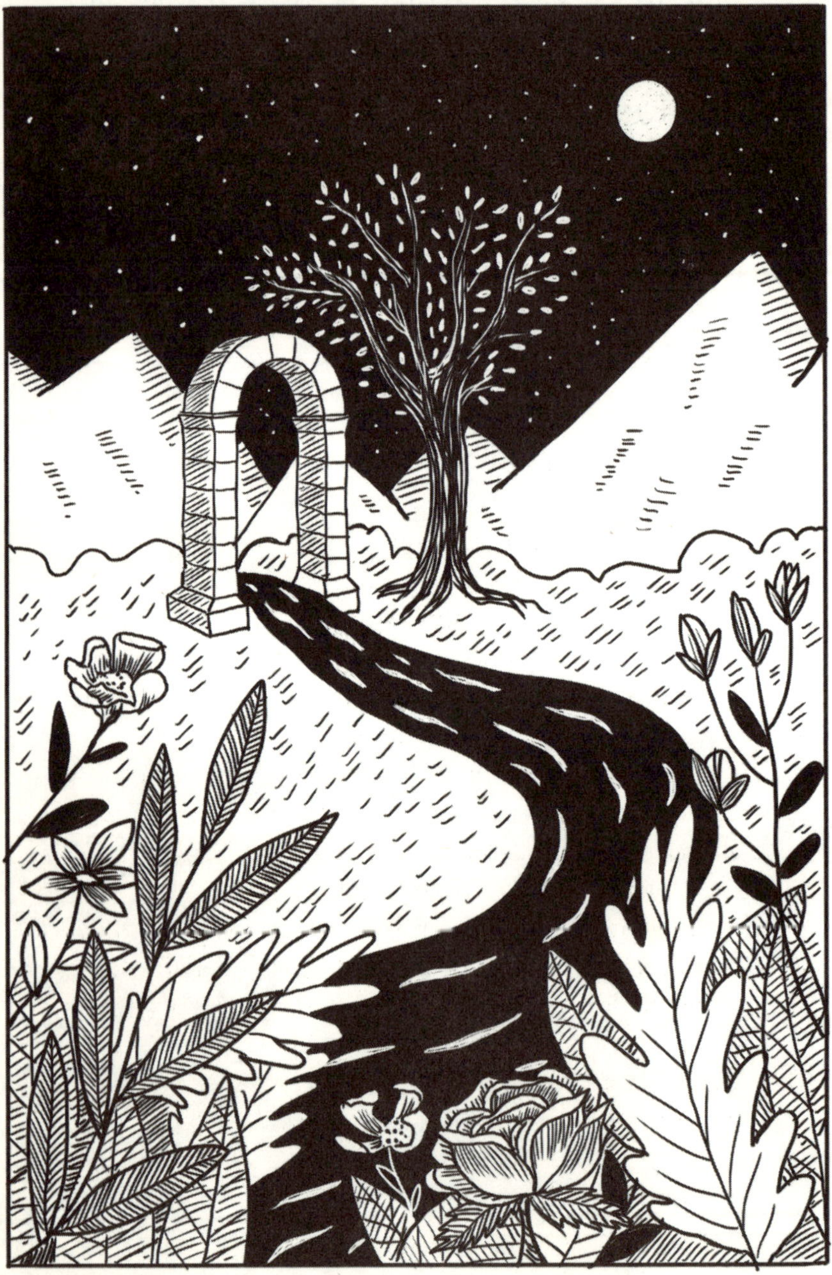

Chapitre 1

Comprendre les règles

Commençons par le commencement : quel est donc ce mystérieux processus qu'on appelle les règles ? Ceux parmi vous qui se souviennent de leurs cours de bio sauront sans doute y répondre, dans des termes plus ou moins vagues selon les cas. Pour les autres, essayons de récapituler rapidement l'essentiel.

Les premières règles sont un merveilleux rite de passage qui s'impose chez toutes les personnes ayant eu l'immense honneur de naître avec un utérus. Leur arrivée signale le début de la période de fertilité – et c'est principalement à ce grand miracle de la vie qu'on doit tous les discours sur le passage du statut de fille à femme. Or, on en reparlera plus tard, il est grand temps que ce discours disparaisse de la circulation étant donné que beaucoup de filles ont leurs règles très tôt et que toutes les personnes qui les ont ne se reconnaissent pas dans le genre féminin.

Comment ça marche ?

Le terme « menstruation » nous vient du latin *mensis*, qui signifie « mois » (et qui se rapproche du grec *mene*, signifiant « la lune ») et désigne les écoulements de sang qui se font mensuellement par le vagin en cas d'absence de fécondation, et ce de la puberté à la ménopause. Lors d'un cycle de 28 jours (la moyenne reconnue, mais qui ne s'applique pas à tout le monde, et qui peut varier au fil des années), on note trois étapes majeures.

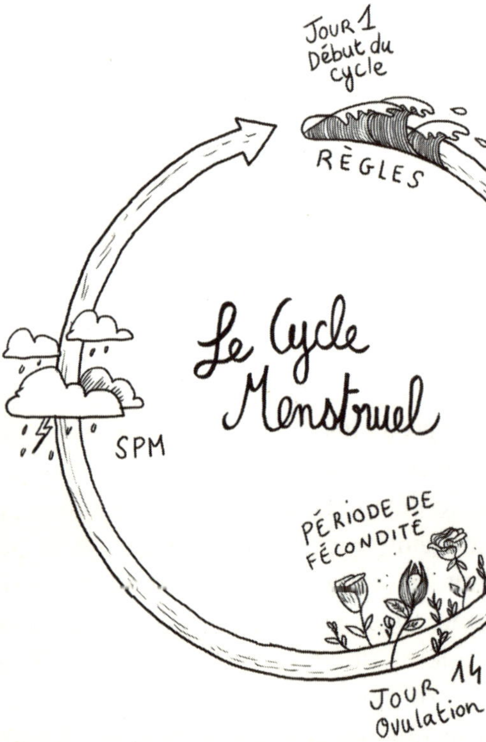

D'abord, il y a la phase menstruelle (du 1er au 6e jour). C'est durant cette période qu'en cas d'absence de fécondation, la couche superficielle de l'endomètre (la muqueuse qui recouvre les parois de l'utérus) se désagrège et que le sang menstruel s'écoule.

Vient ensuite la phase folliculaire, appelée également phase pré-ovulatoire (du 7e au 15e jour). L'endomètre commence à s'épaissir, pour devenir six à dix fois plus épais, histoire de bien préparer le terrain pour l'ovulation à venir.

L'ovulation débarque enfin lors de la phase lutéale (du 16e au 28e jour). Lors de l'ovulation, un ovaire (ils alternent selon les cycles) libère un ovule qui entame son petit voyage dans la trompe de Fallope. Si rien ne vient toquer à sa porte, il sera expulsé avec l'endomètre pendant les règles, un peu comme si l'utérus entamait chaque mois un grand ménage après s'être fait poser un lapin par les spermatozoïdes.

Ça, c'est pour la version simple, dans le cas d'un cycle très régulier et de l'absence de problèmes de santé qui pourraient mettre quelques obstacles en travers de la route du petit ovule. Ce sont les grandes lignes auxquelles on se réfère pour mieux comprendre son cycle en le comparant à ce que les guides de SVT nous racontent pour voir si tout est fait pareil chez nous. C'est aussi ce qui fait que beaucoup d'ados grandissent en pensant être anormaux parce que ça ne se passe pas du tout comme ça chez eux.

Tout d'abord, il faut savoir que les règles mettent plusieurs années à se régulariser après leur première intervention. Ça n'a strictement rien d'anormal, et certaines personnes gardent des règles irrégulières toute leur vie – c'est un peu la loterie. Si a priori il n'y a pas de raison de s'en inquiéter, il peut quand même être intéressant d'aller faire des analyses pour

L'UTÉRUS

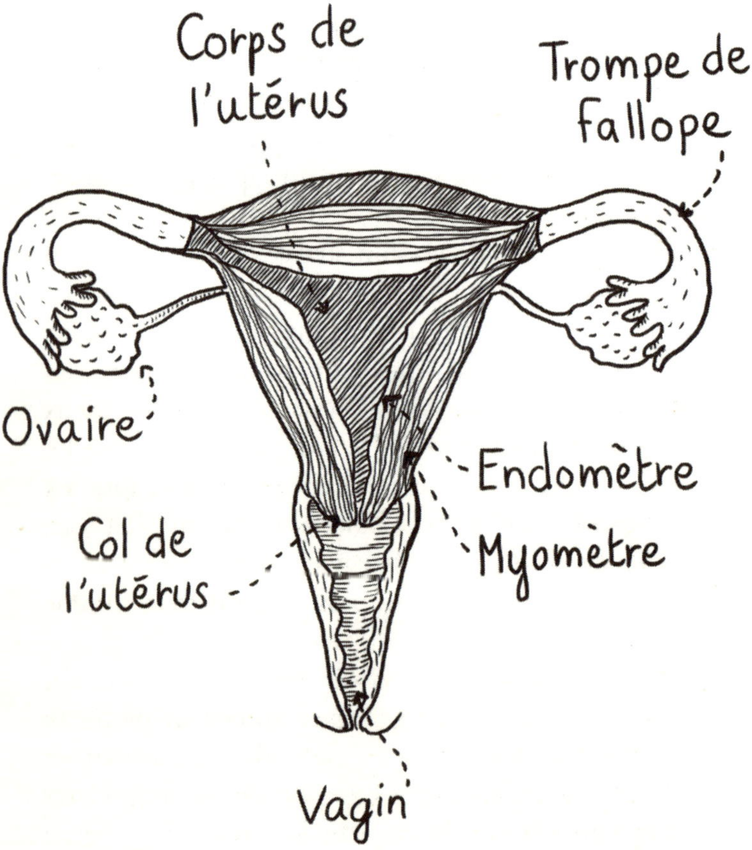
Corps de l'utérus
Trompe de fallope
Ovaire
Endomètre
Myomètre
Col de l'utérus
Vagin

vérifier que ce n'est pas lié à autre chose. Parmi les facteurs qui sont parfois à l'origine d'irrégularités dans le cycle, on compte la maladie, l'alimentation, l'anxiété, le changement radical de poids, l'altitude, la fatigue ou les variations de température – en gros, dès qu'on a un pet de traviole, tout peut partir en sucette.

Quelle forme ça prend ?

Rentrons immédiatement dans le vif du sujet, posons les vraies questions, n'ayons peur de rien : à quoi ça ressemble vraiment, les règles ?

Quand on ne les a pas, c'est facile d'imaginer des torrents de sang qui coulent en continu comme un robinet mal fermé. Fort heureusement, ce n'est pas aussi violent, on n'a pas ses règles comme on saigne du nez, sinon on ne pourrait pas faire dix pas dehors sans devoir changer de protection et ce serait assez peu pratique. Il faut savoir qu'au cours d'un cycle, on perd en moyenne 30 ml de sang – soit deux cuillères à soupe. C'est rien du tout, mais je peux vous assurer que nous sommes un bon paquet à faire déborder ces deux cuillères chaque mois sans l'ombre d'un complexe, parce qu'encore une fois : il s'agit d'une moyenne. Deux cuillères à soupe sur cinq jours, ça fait peu quand on les visualise, mais c'est un peu comme la météo – entre la température annoncée et la température ressentie, il y a toujours un écart. Là c'est pareil : certains mois, j'ai clairement l'impression de perdre trois bidons de sang et je me demande comment je fais pour tenir encore debout. À côté de ça, j'ai des connaissances qui saignent autant qu'Aurore quand elle se pique le doigt sur le rouet dans *La Belle au bois dormant* – alors que le seul point commun que j'ai avec elle pendant mes règles, c'est que j'ai aussi envie de dormir cent ans d'affilée.

Nous ne sommes clairement pas égaux devant les menstrues.

Maintenant, passons à la couleur. Si lors des jours d'affluence les règles ont généralement une belle couleur bien rouge, comme le sang qui coulerait d'une blessure, elles passent néanmoins par un sacré éventail de nuances au fil du cycle. Les toutes premières règles, par exemple, sont souvent marron – ce qui laisse certaines jeunes filles un peu perplexes lorsqu'elles retrouvent cette étrange substance au fond de leur culotte. Par la suite, ça se régularise, mais au début et à la fin du cycle, l'utérus prend des libertés artistiques pour nous offrir des couleurs (parfois brunâtres) et des substances (parfois visqueuses) totalement inédites.

Par ailleurs, n'oublions pas que le sang n'est pas la seule substance qui s'écoule pendant les règles. Il est généralement chargé de tissus (l'endomètre qui se désagrège ne se liquéfie pas comme par magie) mais aussi de glaires cervicales qui donnent un aspect plus ou moins visqueux (voire grumeleux) aux règles. Selon les cycles et les individus, la consistance change radicalement, et on peut passer de règles parfaitement liquides à l'évacuation d'un fond de clafoutis sans raison apparente. C'est la magie des menstruations.

LEXIQUE

Afin de mieux comprendre de quoi on parle quand on aborde les règles et de pouvoir briller en société par l'utilisation d'un vocabulaire adapté, la création d'un lexique spécifique me semble tout indiquée. Parce qu'après tout, la première étape lorsqu'on étudie un sujet et qu'on se met à en parler en public, c'est quand même d'employer les bons termes dans le bon contexte.

Ménarche : C'est le terme formel pour désigner les toutes premières règles, symbolisant le passage à la puberté. Il nous vient du grec ancien *mên* (mois, menstrues) et *arkhê* (début, commencement).

Ménorragie : Se dit de règles anormalement longues et/ou particulièrement abondantes.

Dysménorrhée : Règles particulièrement douloureuses.

Aménorrhée : S'utilise pour désigner l'absence de règles sur une période prolongée (on parle par exemple de « semaines d'aménorrhée » pour dater une grossesse).

Métrorragie : Désigne des saignements plus ou moins abondants qui interviennent en dehors de la période de règles. On parle généralement de saignements anormaux et, lorsqu'ils sont constatés, il est vivement conseillé d'en parler à son médecin pour en vérifier la cause.

Oligoménorrhée : Diminution de la fréquence, du volume et de la durée des règles.

Polyménorrhée : À l'inverse, augmentation de la fréquence, du volume et de la durée des règles.

Spanioménorrhée : S'utilise lorsque les cycles menstruels se font de moins en moins fréquents (la cause la plus courante étant la préménopause).

Spotting : Pertes de sang qui surviennent en très petite quantité (à peine quelques gouttes) en dehors des règles, souvent liées à l'utilisation d'une contraception hormonale.

Cycle anovulatoire : Caractérise un cycle au cours duquel aucun ovocyte n'est libéré par les ovaires, annulant ainsi le processus d'ovulation.

Endomètre : Désigne la muqueuse qui tapisse les parois de l'utérus. C'est la partie superficielle de cette muqueuse qui est évacuée pendant les règles.

Endométriose : Maladie fréquente qui se manifeste par la présence de tissu endométrial en dehors de la cavité utérine. Il s'agit d'une maladie particulièrement handicapante qui peut entraîner des douleurs extrêmement intenses pendant les règles et empêcher les personnes qui en souffrent de vivre normalement. Elle peut également avoir de graves conséquences sur la fertilité.

Syndrome des ovaires polykystiques (SOPK) / Syndrome de Stein-Leventhal : Déséquilibre hormonal qui peut entraîner des cycles très irréguliers, des poussées d'acné et une pilosité importante – mais aussi des troubles de la fertilité (beaucoup de personnes découvrent leur SOPK lorsqu'elles essayent de tomber enceintes).

Syndrome du choc toxique : Le SCT est une maladie infectieuse causée par la pénétration d'une toxine bactérienne dans le sang. Bien que rare, le SCT peut avoir des conséquences sévères et est parfois fatal. L'utilisation de tampons super-absorbants ou en dehors des jours de saignements peut augmenter les risques de contraction du SCT.

Pertes blanches (ou Leucorrhée) : Ce sont des écoulements vaginaux qui proviennent des glaires cervicales et dont l'origine peut être physiologique ou pathologique. Ils sont parfaitement normaux mais il est important de les observer puisqu'ils sont souvent indicateurs de bonne ou de mauvaise santé. L'odeur, la couleur et la texture sont généralement de bons indices à surveiller pour savoir si votre appareil génital se porte bien ou non.

CE QUE J'AURAIS AIMÉ SAVOIR SUR LES RÈGLES AVANT DE LES AVOIR

Malgré les cours de SVT et les différentes conversations qu'on peut avoir, il y a beaucoup d'éléments qu'on ignore lorsque les premières règles arrivent – et même de nombreuses années après, alors qu'on se croit complètement rodé.

Voici donc les choses dont j'aurais aimé qu'on me parle avant que je les découvre par moi-même après des années d'interrogations, d'expériences et de recherches sur le sujet.

Il n'y a pas qu'un modèle de règles

Vos règles ne seront jamais les mêmes que celles de votre mère, de vos amis, de vos voisins ou de n'importe quelle autre personne concernée qui vous en parlerait. Inutile de paniquer parce qu'elles durent plus ou moins longtemps, qu'elles sont plus ou moins régulières, douloureuses, abondantes, foncées – bref, vos règles n'appartiennent qu'à vous et elles vont déjà suffisamment changer au cours de votre vie pour que vous n'ayez pas à vous embarrasser de les comparer à d'autres.

Si vraiment ça vous inquiète, n'hésitez pas à poser la question à un médecin, vous avez le droit de savoir ce qui se trame dans votre corps et d'obtenir toutes les réponses que vous désirez.

L'odeur

En théorie, malgré les rumeurs de cour de récréation et ce que les pubs aimeraient nous faire croire, les règles ne sentent pas mauvais. Il arrive que le sang ait un petit fumet particulier, mais il faut vraiment avoir le nez collé à sa coupe menstruelle pour s'en apercevoir. Ce qui peut causer les mauvaises odeurs, en dehors de certains problèmes de santé (l'une des raisons pour lesquelles il est important de surveiller ses règles), c'est l'oxydation du sang – quand il entre en contact avec l'air et les différents composants chimiques d'un tampon ou d'une serviette. Celles qui ont déjà fait l'expérience de garder une serviette un peu trop longtemps le savent bien – quand on baisse sa culotte, on a souvent une petite surprise olfactive qui nous informe de notre erreur.

En revanche, il y a peu de chance pour que l'odeur arrive au nez des personnes qui se tiennent à côté – à moins qu'elles aillent le planter sur votre entrejambe, ce que vous ne les inviterez probablement pas à faire de toute façon pendant cette période de votre cycle.

Pour rappel, tous les vagins ont une odeur. Les fluides ont une odeur. Ça n'a rien d'anormal ni de repoussant. Et en général, si vous pouvez sentir l'odeur de votre propre vagin, ça ne veut pas dire que votre voisin la sent. Si l'odeur est vraiment désagréable, forte et inhabituelle, il est important d'aller faire un tour chez un gynécologue – ça peut être le signe d'un petit souci de santé comme une infection ou un champignon.

Les soucis de transit

Ça fait partie des sujets qu'on aborde peu (parce qu'on compare rarement ses selles entre potes), mais lâchez les mots « règles » et « transit » dans la même phrase et vous verrez toutes les personnes concernées hocher la tête d'un air entendu. Le fameux « caca de règles » est une réalité bien connue des personnes pourvues d'un utérus en état de fonctionnement. Car, voyez-vous, en plus de faire bien mal, les crampes stimulent votre transit et, bien souvent, provoquent de fortes diarrhées les premiers jours de règles. Quand on a un flux abondant, on passe alors de merveilleux moments aux toilettes, entre dégoût profond et émerveillement devant toutes les horreurs qui peuvent s'échapper de notre corps pourtant si docile le reste du temps. C'est particulièrement dans ces moments-là qu'on remercie le destin de nous avoir permis de vivre avec un accès à l'eau courante.

Dans d'autres cas, plus rares mais pas inexistants, c'est l'inverse qui se produit, et on peut ajouter un bel épisode de constipation à tous les autres désagréments qui viennent avec les règles.

Et parfois, quand on n'a vraiment pas de chance, ça alterne entre les deux.

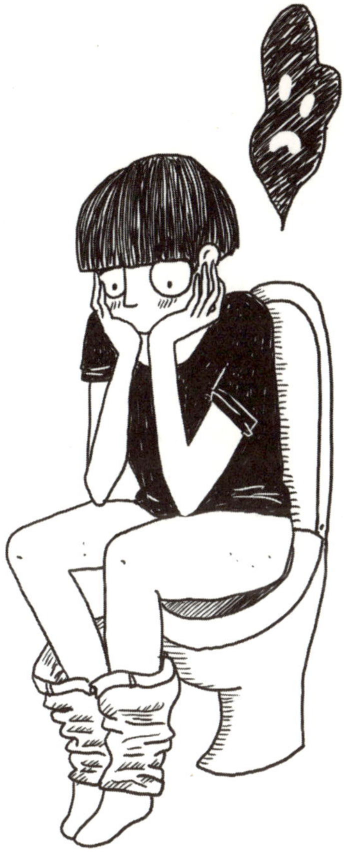

Usine à gaz

On parlait de transit, c'est l'occasion d'aller plus loin encore dans les détails croustillants : toujours grâce aux crampes qui stimulent tout l'appareil, les règles peuvent provoquer des ballonnements et des gaz pas piqués des hannetons. Sans compter qu'il en faut peu pour que le sang en profite pour s'échapper aussi, donc mieux vaut être bien protégé avant de se lancer.

Sang ou selles ?

Souvent, les premières règles ne ressemblent pas du tout à l'image qu'on s'en faisait avant de les avoir. On s'attend à voir une rivière de sang rouge écarlate inonder ses sous-vêtements et, un beau matin, on se retrouve face à des taches brunes qui ressemblent à s'y méprendre à un petit accident d'un autre type. Ça peut même se produire plusieurs fois, à tel point que certaines très jeunes filles restent persuadées de ne pas avoir leurs règles parce qu'elles se sont uniquement présentées sous cet aspect plusieurs mois d'affilée. Pourtant, il s'agit bien de sang menstruel.

De l'art de repeindre les toilettes

On parle toujours des fuites de sang sur les vêtements, de la trouille absolue de la tache sur le jean et des culottes ruinées, mais on oublie de parler des dégâts que le sang peut causer dans les toilettes. Lorsqu'il se mélange à l'urine, le sang peut donner des impressions démesurées quant à la quantité perdue, et la vue de tout ce sang dans une cuvette de toilettes peut faire un peu peur si on n'en a pas l'habitude. Et lorsque vous vous levez le matin, après avoir passé de longues heures en position horizontale, il est possible, après être passée en position verticale, que vous remplissiez vos toilettes de sang dès la première heure du jour.

Pas de panique, donc, c'est l'occasion d'observer la nature en plein boulot et d'avoir un meilleur aperçu de ce qui se trame à l'intérieur – surtout lorsque vous utilisez des protections hygiéniques qui altèrent l'apparence ou l'odeur des règles et que vous avez, par conséquent, peu d'occasions de voir à quoi ça ressemble vraiment.

Et du coup, particulièrement lorsque vous utilisez des toilettes qui ne sont pas les vôtres, prenez le réflexe de jeter un coup d'œil derrière vous – il arrive parfois que le sang s'étale un peu partout et laisse quelques traces, et personne n'aime trouver de signes de passages quels qu'ils soient en allant aux toilettes après quelqu'un !

Les caillots

En parlant d'apparence, il n'y a pas que la quantité et la couleur à surveiller (et à dédramatiser), il y a aussi la consistance. Le sang qui s'écoule pendant les règles n'est pas celui d'une blessure, il contient des petits morceaux de tissus provenant des parois de l'utérus. Il est donc fort probable que vous remarquiez la présence de petits « caillots » dans votre sang, plus ou moins gros selon les personnes et les mois.

C'est impressionnant au début, mais on s'y fait vite et on développe même une certaine fascination face à ces étranges caillots gluants qui viennent se déposer sur sa serviette ou dans les toilettes. Pendant certains cycles dans ma vie, il m'est arrivé de me retrouver face à ce qui ressemblait à un fond de clafoutis aux cerises et je dois bien avouer qu'au début, ça fait tout drôle. Mais une fois qu'on a compris, on s'habitue !

« T'as tes règles ou quoi ? »

Vos règles ne devraient jamais, JAMAIS être utilisées contre vous ou pour invalider vos émotions, surtout quand elles sont négatives. On a trop tendance à se cacher derrière ses règles pour minimiser ce qu'on ressent, ou pour justifier le comportement d'une femme, et c'est une erreur. Que vos émotions soient un peu plus à vif pendant vos règles est une chose, mais ça ne veut pas dire qu'elles en sont moins valides.

Parfois, c'est simplement qu'on n'a pas envie de faire semblant que tout va bien ou qu'une remarque ne nous plaît pas, comme le reste du temps, et c'est injuste de prétendre que ces émotions sont faussées par les règles – même s'il se peut effectivement qu'elles soient exacerbées à cette période. Vous avez le droit d'avoir les nerfs, d'être sensible, de vous sentir mal, que vos règles soient à l'origine de vos troubles ou non. Et surtout, vous avez le droit de le faire savoir et de demander que vos émotions soient respectées. Peu importe si ça dérange. Ça peut aller de demander aux gens de se mêler de ce qui les regarde à une explication en longueur de la raison pour laquelle ces propos vous gênent, à adapter selon votre interlocuteur et le temps que vous souhaitez lui accorder.

Les tampons éjectables

Si vous décidez de porter des tampons, il y a un détail dont j'aurais bien aimé qu'on me parle lorsque j'ai commencé à en mettre : il arrivera très certainement, sûrement même plusieurs fois, que votre tampon s'éjecte tout seul. Alors non, il ne sortira pas comme une torpille à travers la pièce, et il y a même très peu de chance qu'il sorte complètement, mais il peut arriver qu'il se dirige vers l'entrée de votre vagin sans que vous ayez prévu de l'y conduire.

C'est une des raisons pour lesquelles il est important de bien respecter deux règles :

– Changer de tampon le plus régulièrement possible.

– Bien l'enfoncer pour l'éloigner de l'entrée de votre vagin (poussez-le avec votre doigt jusqu'à ce que vous ne sentiez plus le tampon – c'est fait pour ça, ne craignez rien).

Si vous ne respectez pas ces règles, la gravité fera son boulot et, si vous avez le malheur d'éternuer un peu trop fort alors que votre tampon est plein et qu'il commence à descendre, il risque de sortir le bout de son nez. Il m'est déjà arrivé d'en voir un tomber directement de mon vagin alors que je m'asseyais à peine sur les toilettes, et j'aurais été bien embêtée de ne pas en avoir un de rechange sur le coup, donc soyez prévoyantes !

Le marécage inter-fessier

Si vous portez une serviette et que vous avez un flux abondant, et pour peu qu'il fasse un peu trop chaud, un autre phénomène risque de se produire : l'apparition d'un joyeux marécage inter-fessier.

Le fait que votre entrejambe respire moins que d'habitude à cause de la présence d'une serviette risque de vous faire suer davantage et, pour peu que vous perdiez beaucoup de sang, ça risque vite de ressembler à un petit marais. C'est une autre raison pour laquelle il est important de se changer régulièrement.

Vous pouvez aussi glisser quelques lingettes pour bébés dans votre sac pour vous rafraîchir un peu si la situation prend des dimensions catastrophiques, mais, dans l'absolu, ça n'a, encore une fois, rien de bien grave.

Sortie de douche glissante

En cas de flux abondant, principalement les premiers jours de règles, il y a de fortes chances pour qu'on en arrive un jour à semer des gouttes de sang sur son chemin en sortant de la douche et qu'on en retrouve un peu le long des cuisses.

Pour limiter la casse, j'ai trouvé une technique : avant de sauter dans la douche, préparez votre culotte propre avec une serviette hygiénique déjà en place dedans et enfilez-la en sortant. Le problème ne se pose évidemment pas pour les personnes qui utilisent des dispositifs internes comme le tampon ou la coupe menstruelle et qui peuvent donc les garder en place pendant la douche.

Les caissiers s'en foutent

C'est une honte qui ne passe pas forcément avec l'âge et qui reste tenace même quand on pense en être débarrassé : celle provoquée par l'achat de protections hygiéniques au supermarché. Vous vous en doutez sûrement, mais ça ne fait pas de mal de le dire, le redire, et le re-redire : tout le monde s'en fout. Personne ne vous juge parce que vous achetez des serviettes ou des tampons.

Ça n'a rien de honteux, pas besoin de rougir ou de dissimuler votre paquet sous douze achats inutiles dans le but de noyer le poisson. Vous ne pouvez pas vous retenir d'avoir vos règles, vous devez bien vous protéger, donc faites-le sans vous cacher ! Ça vaut aussi pour les personnes qui achètent des protections pour leurs proches : votre aide peut être précieuse, ne laissez pas votre honte vous priver de jouer les héros.

Souffrir n'est pas normal

Si vous souffrez pendant vos règles, il y a de grandes chances pour que votre entourage vous répète à longueur de temps que c'est normal. Or, ça ne l'est pas. Ça ne devrait pas être une norme. Parlez à votre médecin de vos douleurs et essayez de trouver ce qui vous soulage le plus (sport, yoga, bains chauds, bouillotte, étirements, changement d'alimentation, tisanes, etc.) pour que ce soit plus facile à vivre. Si vos douleurs sont vraiment importantes et handicapantes, demandez à votre médecin de vous faire faire des examens pour vérifier qu'elles ne sont pas dues à quelque chose de plus grave. Votre souffrance ne fait pas de vous quelqu'un de plus faible, et elle doit être prise au sérieux.

Et elle n'est pas non plus obligée de rester secrète. On entend toujours les gens se plaindre d'avoir mal à la tête, au dos, au ventre après avoir trop mangé, alors pourquoi devrait-on souffrir en silence quand on a l'impression d'avoir une scie sauteuse qui nous ravage l'utérus ? Ça fait du bien aussi de s'en plaindre ouvertement de temps en temps, ça soulage, et ça rappelle à ceux qui l'ignorent que les règles ne sont pas toujours une partie de rigolade. Personnellement, il m'arrive encore régulièrement de hurler dans un oreiller quand la douleur est trop intense, que j'aie des invités à la maison ou non. Bon, dans mon cas, tout le monde a l'habitude de m'entendre parler de règles maintenant, mais ce serait chouette que je ne sois plus une exception !

LE SYNDROME PRÉMENSTRUEL (SPM OU PMS)

Le syndrome prémenstruel, c'est cette espèce de tempête hormonale qui se produit quelques jours avant l'arrivée des règles. Toutes les personnes menstruées n'en souffrent pas, mais lorsque c'est le cas, une profusion de symptômes ont pu être observés. Vous reconnaîtrez peut-être les vôtres dans la liste suivante (non exhaustive) :

– Prise de poids ;
– Seins gonflés et douloureux ;
– Hypersensibilité (crise de larmes devant une vidéo de chatons) ;
– Maux de tête ;
– Agressivité ;
– Anxiété ;
– Dépression (impression que le monde entier vous déteste et que votre vie n'est qu'une vaste blague) ;
– Éruptions cutanées ;
– Transit qui fait du yoyo ;

– Envie de manger tout ce qui vous passe sous le nez ;

– Hyperactivité et impression de pouvoir soulever des montagnes ;

– Hypersomnie et impression de pouvoir dormir six jours d'affilée ;

– Libido qui crève le plafond, à tel point que même la vue d'un ficus suffit à vous exciter ;

– Libido à l'état végétatif que rien ni personne ne semble pouvoir dynamiser.

Tout le monde n'est pas concerné par tous ces symptômes (encore heureux), et ça fluctue parfois pendant les cycles histoire de varier un peu les plaisirs, mais c'est globalement ce qu'on observe le plus souvent lorsqu'on demande aux gens de décrire leur expérience du syndrome prémenstruel.

Tout cela serait dû à la chute d'œstrogènes et de progestérones pendant la phase lutéale – la chercheuse Lindsey Ossewaarde a même avancé que, durant cette phase, le cerveau présenterait la même activité que celui d'un toxicomane en manque. C'est le manque de dopamine qui pousse certains individus à se jeter sur tout ce qui pourrait leur apporter du plaisir (d'où les pulsions, les envies soudaines de chocolat, de sexe ou de choucroute au poisson) – mais les motive aussi à rechercher un plaisir plus gratifiant sur le long terme, ce qui pousse certaines personnes à réorganiser complètement leur bibliothèque, à se mettre au yoga ou à se lancer dans un nouveau projet ambitieux.

Le syndrome prémenstruel est souvent diabolisé parce qu'on se concentre toujours sur ses aspects les plus négatifs. On s'en sert pour confirmer l'infériorité des femmes, leur incapacité à contrôler leurs émotions, et pour argumenter contre leur présence à des postes de pouvoir. Je ne compte plus le nombre de fois où j'ai entendu ou lu des gens dire très sérieusement qu'une femme président poserait problème, à cause de ses règles, parce qu'elle pourrait péter un plomb pendant son syndrome prémenstruel et déclarer la guerre à la Russie si on ne lui apportait pas son carré de chocolat au bon moment (alors OK, ce n'est pas une citation verbatim de ce que j'ai pu voir, mais franchement, pas loin). Je trouve ça particulièrement drôle aujourd'hui, alors que Donald Trump siège à la Maison-Blanche à l'heure où j'écris ces lignes et que s'il existe une incarnation du syndrome prémenstruel, c'est bien lui.

Sans compter que les candidates à la présidentielle sont généralement ménopausées depuis belle lurette, mais bon, c'est encore une autre histoire.

Quoi qu'il en soit, la question du syndrome prémenstruel reste délicate. D'abord parce qu'il est important de reconnaître son existence, de l'accepter et de faire avec, mais aussi parce qu'il faut changer le discours sur le sujet. C'est sûrement un de mes plus gros dilemmes quand j'en parle sur mon blog ou sur les réseaux sociaux – j'ai envie de hurler « AAAH JE SUIS EN SPM J'AI ENVIE DE MANGER SIX CHEVAUX ET DE TAPER DANS DES MURS ET DE PLEURER TOUTES LES LARMES DE MON CORPS », mais j'ai tendance à me retenir de peur que ça perpétue le discours sur l'incapacité des femmes à contrôler leurs émotions pendant cette période.

Lorsqu'un homme non menstrué pète un boulon, fait une crise de nerfs, un coup de déprime ou mange trois tablettes de chocolat devant sa série préférée, personne ne lève un sourcil (sauf quand on le traite de femmelette, parce qu'il n'y a décidément rien de pire que d'être assimilé à une femme…). Lorsque c'est une femme qui le fait, ça devient une arme contre elle. On ne justifie jamais les actions impulsives des hommes par une chute d'hormones (alors que des recherches ont été faites sur l'andropause, le versant masculin de la ménopause qui entraîne une chute de testostérone et donc des changements physiques et comportementaux), mais si une femme lâche un coup de gueule ou se tape une crise de larmes, on sera toujours prompt à lancer un : « Elle a ses règles ou quoi ?! »

Du coup, oui, le syndrome prémenstruel peut (je dis bien « peut », puisque ce n'est pas une loi universelle) influer sur l'humeur d'un individu – mais ça ne le rend pas pour autant totalement instable et incapable de contrôler quoi que ce soit. On peut être de mauvaise humeur parce qu'on s'est levé du mauvais pied et prendre sur soi pour éviter de répandre sa négativité sur son entourage. On peut assurer une réunion alors qu'on a envie de se rouler en burrito sous sa couette en regardant une saison complète de série, sans que ça se voie dans nos yeux. Que ce soit dû à une chute d'hormones ou non, nous sommes tous capables de contrôler nos bas instincts, nos humeurs, et nos interactions avec nos semblables.

Ce qui ne doit pas pour autant nous empêcher d'en identifier la cause et d'en parler. Il y a une

BINGO du SPM

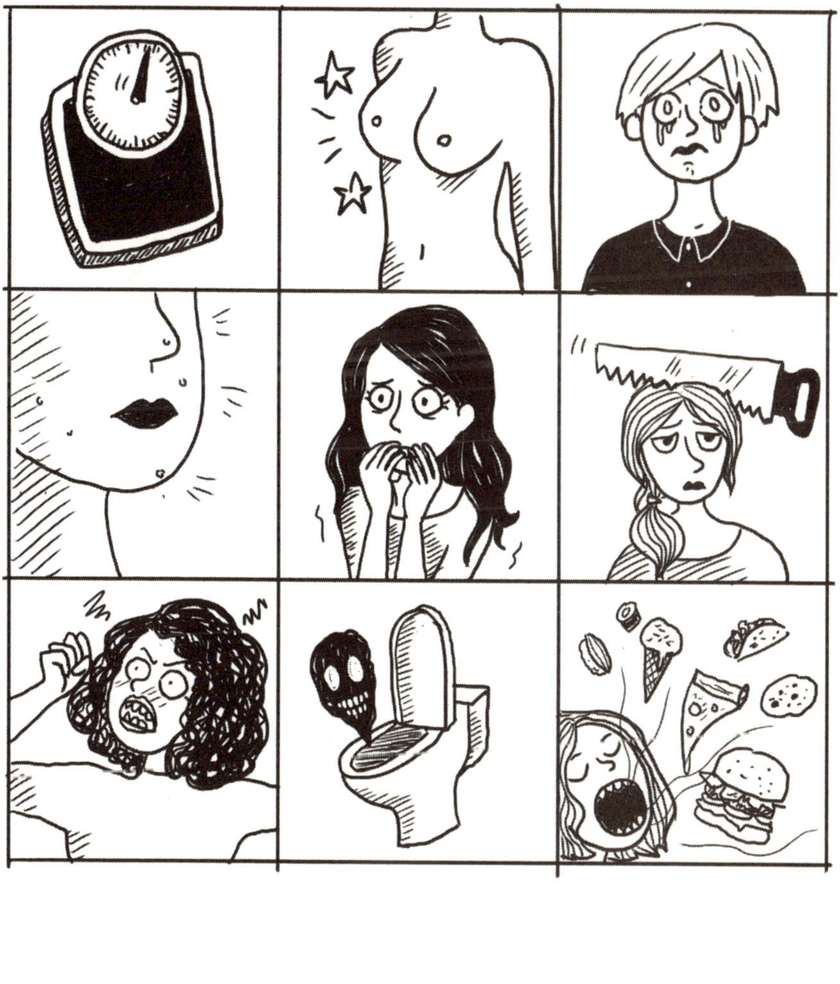

grande différence entre dire : « Pendant mon syndrome prémenstruel, j'ai tendance à être un peu plus agressif que d'habitude » et ne pas être capable de se retenir de hurler sur tous ceux qui croisent notre chemin sans s'excuser autrement qu'en justifiant son comportement par le SPM. C'est ce qui différencie une personne civilisée et consciente de son entourage et un sagouin. Non pas qu'on ne soit pas tous coupables un jour ou l'autre de mal se comporter face à quelqu'un (suivez-moi trois minutes dans le métro à l'heure de pointe et vous verrez que, SPM ou pas, j'ai moi-même tendance à oublier les règles de courtoisie de base quand quelqu'un refuse de me laisser descendre pour se ruer dans un wagon), mais la règle élémentaire, c'est quand même d'éviter d'en faire un automatisme.

Croyez-moi, si les femmes étaient si incapables que ça de contrôler leurs humeurs, SPM ou pas, ça se saurait. Mais nous avons grandi dans une société qui nous apprend à la fermer, à prendre sur nous, à accepter notre sort et à ne surtout pas défier les normes et l'autorité masculine, du coup, forcément, quand on pousse une gueulante ça fait tache – et comme il faut bien se dédouaner, on remet ça sur le dos des hormones au lieu de se dire que ça vient peut-être tout simplement du fait qu'on en a un peu ras le cocotier de la boucler quand on entend un truc qui nous chiffonne.

La prochaine fois que vous vient l'envie de répondre : « T'as tes règles ou quoi ? » à une femme qui vous fait un commentaire désobligeant ou tape du poing sur la table, prenez trente secondes pour vous demander pourquoi elle réagit ainsi et ce qui a bien pu la faire détonner comme ça. Peut-être que vous trouverez la réponse dans votre propre comportement et vos propos, on ne sait jamais.

Ça peut arriver.

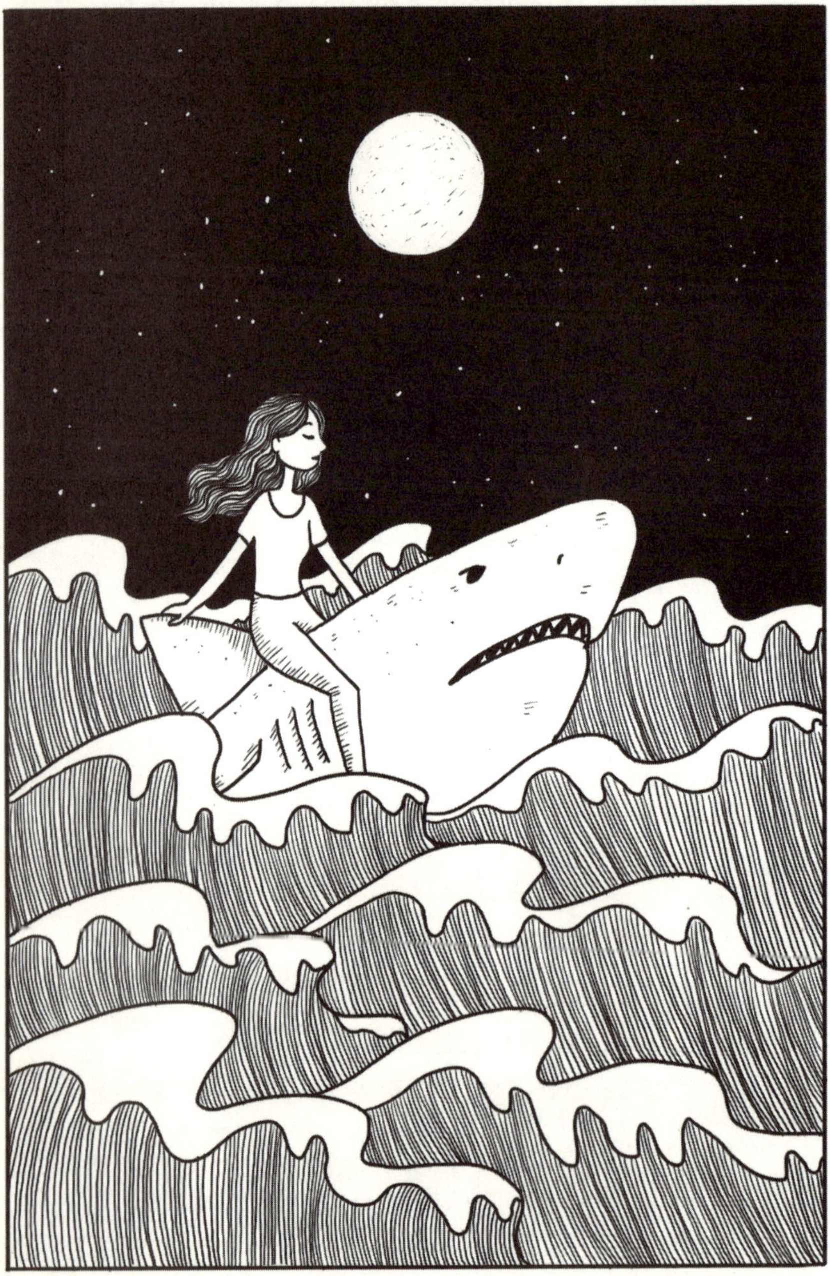

Chapitre 2

Mieux vivre ses règles

Les règles, c'est personnel. Pas dans le sens où ça doit rester secret et caché (sinon c'est que vous n'avez pas lu le chapitre précédent), mais dans le sens où il n'y a pas deux cycles qui se ressemblent. Dans la vie d'un même individu, les règles peuvent changer mille fois de costume – ce qui a tendance à rendre un peu maboule, parce qu'on aimerait bien qu'elles se décident sur un format une bonne fois pour toutes, histoire qu'on ne soit pas sans arrêt en train de tout recalibrer.

C'est un point important à retenir lorsqu'on aborde la question des règles, quel que soit l'angle choisi – parce qu'il est difficile de faire des généralités sur un sujet qui a autant de subtilités. Là où certaines personnes vivent leurs règles comme le pire moment du mois, d'autres y voient quelque chose de divin et magique, et d'autres encore les sentent à peine passer. Nous ne sommes pas tous égaux face aux menstrues, c'est un fait.

Et la façon dont on les vit, dont elles influent sur nos vies et nos corps, peut changer énormément de choses. C'est pourquoi il est important de les observer, d'écouter son corps, et de prendre les mesures nécessaires pour rendre ce moment plus facile à vivre, avec les cartes que Mère Nature a décidé de nous distribuer.

Ce chapitre est là pour aider les personnes concernées, mais aussi les autres, celles qui aimeraient comprendre ce qui se trame dans le corps et l'esprit de leurs proches, leurs partenaires, leurs enfants, histoire de mieux les accompagner. Alors OK, présenté comme ça, on dirait presque que je parle d'une maladie grave, mais c'est parce que je reste convaincue que tout le monde a un rôle à jouer dans cette histoire, à des degrés différents, certes, mais qui ne feront qu'améliorer les choses pour la planète entière. Oui, rien que ça.

Avant de passer à la suite, j'en reviens à mon premier point, qui était donc qu'il y a autant de règles différentes que de personnes réglées – et que les points ne seront donc que des pistes à explorer, dans lesquelles piocher, histoire de trouver la formule qui vous convient. Si vous ne vous reconnaissez pas dans certains passages, c'est normal, peut-être que vous trouverez les réponses à vos questions un peu plus loin.

Ce qu'il est important de retenir, c'est que si vous avez des vraies questions, si quelque chose vous tracasse ou vous inquiète, vous avez totalement le droit de vous adresser à votre gynécologue ou votre médecin traitant. Et si la façon dont cette personne vous traite ou répond à vos questions ne vous convient pas, vous avez aussi le droit d'en changer. Votre corps est digne d'une attention toute particulière, votre santé est aussi importante que celle de votre voisin, et vos questions méritent des réponses claires. Je repense souvent au témoignage d'une femme atteinte d'endométriose qui racontait sur mon blog qu'elle avait mis seize ans à être diagnostiquée :

« Pendant seize ans, les médecins m'ont expliqué qu'il était normal d'avoir mal pendant ses règles. Comme les traitements prescrits (ibuprofène, ponstyl, antadys…) ne fonctionnaient pas, on a conclu que j'étais douillette. »

Même quand elle a évoqué la piste de l'endométriose, les médecins continuaient à lui dire qu'elle avait sûrement tort :

« Lorsque les douleurs ont commencé à devenir vraiment insupportables et se sont étendues à d'autres régions de mon corps, provoquant des souffrances inconnues, je me suis renseignée, et j'ai découvert ce qu'était l'endométriose. C'est ce qui m'a motivée à en parler de nouveau aux médecins. Je n'avais pas de douleurs pendant les rapports sexuels, et comme je ne souhaitais pas avoir d'enfants, je ne pouvais pas témoigner d'une difficulté à tomber enceinte. Ces deux éléments-là ont beaucoup servi d'arguments aux médecins pour me dire que l'endométriose était peu probable dans mon cas : tant que j'étais la seule concernée par mes douleurs, cela ne justifiait pas qu'on s'en occupe.

Jusqu'au diagnostic, j'étais la seule à penser que ça pouvait être une piste sérieuse. »

D'où l'importance d'insister, de continuer à chercher un bon praticien, et de ne pas lâcher l'affaire tant qu'on n'a pas obtenu de réponse satisfaisante – en espérant que ça s'améliore dans les années à venir et qu'on n'entende plus jamais de tels témoignages.

LES PROTECTIONS HYGIÉNIQUES

Lorsqu'on pense aux protections hygiéniques, deux produits nous viennent immédiatement à l'esprit : les tampons et les serviettes. Que vous ayez vos règles ou non, en théorie, vous en connaissez tous l'existence. Aujourd'hui, de plus en plus de personnes sont également capables de citer la coupe menstruelle, même si tout le monde ne sait pas toujours exactement en quoi ça consiste et comment ça s'utilise – mais c'est déjà bien de la connaître.

En réalité, il y a un peu plus d'options disponibles que ces trois-là. Pas mille non plus, mais suffisamment pour que chaque personne réglée puisse avoir le choix selon les critères qui la caractérisent – même si tout le monde n'a pas accès aux mêmes privilèges dans le monde et il est important de garder ça en tête avant de se lancer dans une croisade pour convertir tout le monde à la même protection.

Alors, quelles sont donc les options disponibles aujourd'hui sur le marché de l'hygiène intime ? Quels sont les avantages et les inconvénients de chaque méthode ? Pour mieux comprendre comment tout cela fonctionne et s'assurer de faire le bon choix, voici un petit comparatif qui devrait vous aider à y voir plus clair dans tout ce bazar.

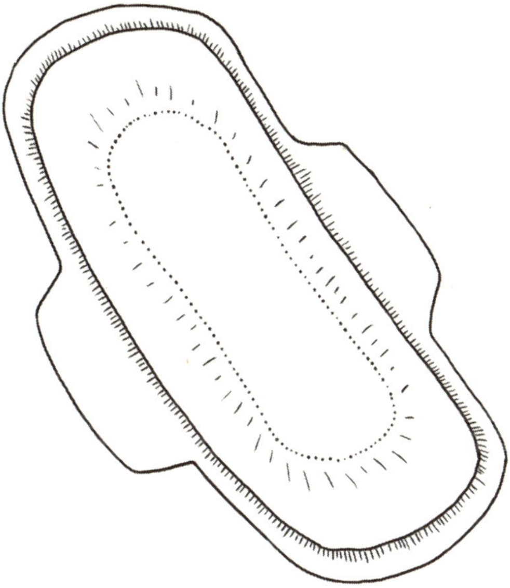

Les serviettes jetables

Si nous sommes bien contents aujourd'hui d'avoir accès à des serviettes jetables qui, si elles ont leurs défauts comme vous le verrez plus bas, restent aussi accessibles que pratiques, demandez donc à vos mères ou vos grand-mères de vous parler des serviettes qu'elles utilisaient. Pas de bande adhésive ou d'ailettes à portée de main, à l'époque on misait tout sur des ceintures en caoutchouc avec une serviette éponge entre les cuisses. En gros, c'était comme un porte-jarretelles, mais en moins sexy et pas plus confortable. Au fur et à mesure des années, la ceinture s'est faite moins imposante pour ne devenir qu'une sorte de harnais élastique auquel on fixait sa serviette à l'aide d'épingle, mais ça restait quand même globalement assez désagréable.

Et avant cette merveilleuse invention (apparue à la fin du XIXe siècle), c'était la fête aux torchons et bouts de tissus, papier, journal en tout genre – on prenait ce qu'on avait sous la main et on faisait avec. Et pour beaucoup, beaucoup de femmes, on ne mettait rien et on laissait le sang couler le long de ses cuisses jusqu'à ce qu'il fasse des croûtes, parce que l'hygiène telle qu'on la conçoit aujourd'hui est tout de même relativement récente et qu'on ne faisait pas autant de chichis avant – et puis bon, on portait des robes jusqu'aux chevilles, avec des jupons par milliers, donc ça se voyait vachement moins.

De nos jours, les serviettes jetables, c'est l'option de base. C'est en général avec ça que commencent toutes les jeunes filles lors de leurs premières règles, c'est ce qu'il y a de plus simple à utiliser quand on débute, d'autant qu'on peut les trouver partout (supermarché, pharmacie, épicerie…).

Elles se fixent sur le fond de la culotte à l'aide d'une bande adhésive (et d'ailettes sur les côtés pour certains modèles) et restent à l'extérieur du corps. Le sang est recueilli à la sortie du vagin et absorbé par la serviette. On les choisit principalement selon leur format (avec ou sans ailettes) et selon son flux (qui est généralement indiqué sur les paquets à l'aide de petites gouttes – plus il y a de gouttes, plus la serviette est absorbante). Elles se changent toutes les 4 à 6 heures environ – même en cas de flux léger, il vaut mieux les changer sans attendre qu'elles soient « pleines », pour des questions d'hygiène.

Avantages

Faciles à trouver. En cas de panique, de pénurie ou d'imprévu, on en trouve facilement sous réserve d'être à proximité d'un commerce ouvert ou d'une personne plus prévoyante que nous qui pourrait nous dépanner.

Faciles à utiliser. On enlève la bande qui protège la partie adhésive, on colle dans la culotte, on rabat les ailettes sur le côté s'il y en a et roule ma poule, c'est bouclé.

Usage externe. Pour toutes les personnes qui ont du mal à insérer des objets étrangers dans leur vagin, que ce soit par conviction, pour des raisons de santé ou de confort, c'est tout de suite plus agréable.

Usage nocturne. On peut aller se coucher sans crainte avec une serviette dans la culotte, alors qu'on verra que ce n'est pas le cas de toutes les protections hygiéniques.

Bon aperçu du flux. Vu qu'il suffit de baisser sa culotte pour constater les dégâts, on a un meilleur aperçu de son flux, de la couleur et de la texture de son sang avec une serviette, et ça rend la surveillance plus facile.

Pas de risque de SCT. Comme la serviette ne s'insère pas dans le vagin, aucun risque de contracter le syndrome du choc toxique.

Inconvénients

Confort réduit. L'une des principales raisons pour lesquelles on a tendance à abandonner les serviettes, c'est la question du confort. L'impression de régresser et de revenir à l'époque des couches-culottes ne ravit pas tout le monde, et ça n'a rien de très étonnant. D'autant qu'avec les serviettes jetables, on a aussi le problème du bruit qu'elles font dès qu'on les déplace un peu (et qu'on essaye, par exemple, de se les extraire d'entre les fesses discrétos après être restées assises trop longtemps). Même avec les serviettes les plus fines, ça reste quand même un poil gênant d'avoir un matelas de coton sous les fesses à longueur de temps – et quand on a le malheur de transpirer un peu des fesses, c'est la cerise sur la pièce montée du malaise.

Les odeurs. En quittant le corps pour aller s'installer dans les fibres absorbantes de la serviette, le sang s'oxyde et, si on ne change pas régulièrement de serviette, c'est dans ces moments-là qu'on peut effectivement constater une odeur plus ou moins forte émaner de notre entrejambe – et même si personne d'autre que nous ne peut le remarquer à moins de venir y coller son nez, ça reste désagréable. Et on ne parle pas assez de l'odeur de la poubelle de la salle de bains après cinq jours de règles en plein mois de juillet.

Ce n'est pas très écolo. Chaque année, ce sont quelque 45 milliards de protections hygiéniques jetables non biodégradables qui sont balancées aux ordures et qui finissent à la décharge. Sans compter toute l'eau nécessaire à leur fabrication.

Peuvent causer des irritations. Entre les produits chimiques utilisés, le fait qu'elles soient collées à la vulve toute la journée et les frottements divers, les serviettes hygiéniques jetables ont tendance à causer des irritations facilement et peuvent donc rendre les règles plus pénibles qu'elles ne le sont déjà.

Pas très hygiéniques. Malgré leur nom, les serviettes hygiéniques ne le sont pas tant que ça : on oublie trop souvent la proximité entre l'anus et le vagin, et le frottement de la serviette favorise le voyage des petites bactéries entre l'anus et le vagin, ce qui stimule l'apparition d'infections très désagréables. Ce n'est pas pour rien qu'on nous apprend à nous essuyer de l'avant vers l'arrière quand on va aux toilettes, et de ne jamais faire l'inverse.

Tampons

Bien qu'on considère le tampon comme une petite révolution de technologie moderne, il s'agit d'une invention qui remonte à bien des siècles, puisqu'on l'attribue aux Égyptiens de l'Antiquité. Sauf qu'à l'époque, ils n'avaient évidemment pas le même aspect qu'aujourd'hui et n'ont a priori pas été conçus spécifiquement pour les règles, mais pour guérir divers maux d'origine gynécologiques. On pouvait par exemple soigner une petite mycose en insérant de la terre du Nil, du miel et de la galène dans un carré de lin directement dans son vagin (quelque chose me dit que ça devait être moyennement efficace mais j'ai pas testé, donc allez savoir). Les tampons tels qu'on les connaît aujourd'hui n'ont pas été inventés avant les années 1930.

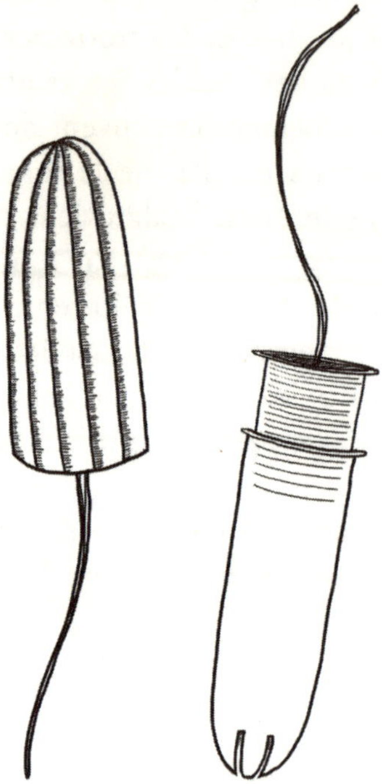

Les tampons d'aujourd'hui sont des petites fusées en coton qui s'insèrent dans le vagin et qui absorbent le sang directement à sa sortie en faisant barrage. Ils sont munis d'un long fil qui dépasse du vagin et qui permet une extraction plus facile lorsque vient l'heure d'en changer (toutes les 8 heures environ, même s'il vaut mieux réduire la durée au maximum).

Là encore, on les choisit selon son flux, et il en existe de plusieurs tailles (dont un format mini pour les novices ou les petits flux) et avec ou sans applicateur. Les applicateurs sont généralement en plastique ou en carton et agissent comme des petites seringues (mais sans aiguilles, ne prenez pas peur) :

on insère une extrémité dans le vagin, on pousse de l'autre côté pour dégager le tampon et l'envoyer en orbite dans son vagin et hop, c'est réglé.

Avantages

Faciles à trouver. Comme pour les serviettes, on les trouve extrêmement facilement dans les petites et grandes surfaces, ainsi qu'en pharmacie, et on peut souvent compter sur les potes pour en sortir un de son sac en cas d'imprévu.

Plus confortables. Si on les insère correctement et qu'on est à l'aise avec, les tampons offrent une sensation de liberté totale qui permet presque d'oublier ses règles. Une fois qu'il est en place, on ne le sent plus, personne ne devine sa présence, et on peut se promener en slip sans que quiconque se doute de quoi que ce soit (du moment que la ficelle ne dépasse pas – ne riez pas, ça m'est arrivé à la plage alors que je me prenais pour Pamela Anderson dans *Alerte à Malibu*, ça calme tout de suite).

Plus grande liberté de mouvement. Avec un tampon, il est possible de se baigner, ce qui est déjà un plus. On peut aussi faire du sport plus aisément, dans n'importe quelle tenue et n'importe quelles conditions.

Moins encombrants. Les tampons sont plus pratiques à transporter, à glisser dans une poche, un porte-monnaie, une manche ou un soutien-gorge. Si pour une raison ou pour une autre vous avez envie (ou besoin) de jouer la carte de la discrétion, vous aurez plus de facilité avec un tampon qu'avec une serviette hygiénique emballée comme un gros cadeau de Noël.

Inconvénients

Pas évidents à apprivoiser. Si certaines personnes ont réussi à prendre le pli tout de suite, il n'est pas rare que la première confrontation avec un tampon s'achève dans la frustration et la colère. Parfois même dans la douleur. Pour tout un tas de raisons, il est difficile d'insérer un tampon correctement du premier coup, et ça peut en refroidir pas mal. Moi-même j'ai mis quatre ans après le début de mes règles à réussir à en mettre un, et c'est surtout grâce à l'invention des tampons mini que j'y suis enfin arrivée. Ma première expérience a été un cauchemar et j'étais persuadée de ne jamais parvenir à mettre des tampons.

Pas très écolo. Pour les mêmes raisons que les serviettes hygiéniques, toutes les protections jetables ont le même souci : elles font beaucoup de mal à la planète, qui n'a vraiment pas besoin de ça.

Dangereux pour la santé. Qui dit tampon, dit syndrome du choc toxique. Si vous avez déjà lu la notice de vos tampons en vous ennuyant sur vos toilettes, vous savez que les tampons sont associés à ce syndrome au nom terrifiant qui, s'il reste rare, peut avoir des conséquences gravissimes sur la santé et, dans certains cas, causer la mort des personnes qui en sont atteintes. Oui, c'est flippant, oui, c'est sérieux, et, oui, c'est un poil scandaleux. Du coup, pensez à changer votre tampon très régulièrement si vous voulez continuer à en utiliser.

Parfois imprévisibles. Les tampons viennent avec leur lot de surprise et il n'est pas rare de les voir sortir la tête du vagin si on a le malheur d'éternuer, de tousser ou de rire trop fort. Et là, à moins d'avoir des toilettes à proximité, c'est la panique, parce qu'on peut difficilement le remettre à sa place sans se faire griller. Ça peut arriver lorsque le tampon est trop imbibé, d'où l'importance de le changer régulièrement. Il y a aussi plus de risques de fuites puisqu'on ne peut pas trop savoir si un tampon est plein tant qu'on ne l'a pas retiré (ou qu'on n'a pas taché ses sous-vêtements).

Peuvent abîmer la flore vaginale. Le vagin a le merveilleux pouvoir d'être autonettoyant. Ses sécrétions naturelles s'assurent de sa parfaite lubrification et de la préservation de la flore vaginale. C'est un organe puissant et malin, mais qui a ses failles et ses faiblesses, et lorsqu'un tampon vient absorber tout ce qui passe, il empêche également le vagin de faire son job correctement, le laissant asséché et vulnérable. Et ça, c'est vraiment pas cool. Et c'est encore pire quand on essaye de retirer ou d'insérer un tampon lorsque le flux est très léger, c'est comme se passer le vagin au papier de verre.

Pas pratique la nuit. Comme un tampon ne doit pas rester en place plus de huit heures, il est fortement déconseillé d'en porter pendant la nuit, parce qu'il y a de grandes chances que le délai soit dépassé. Et avant de me dire : « Mais moi je dors huit heures pile donc c'est bon ! », je doute que votre tampon soit inséré une minute avant que vous fermiez les yeux, donc non, ça ne compte pas. Préférez une alternative externe pour la nuit, comme une serviette hygiénique, ou mettez votre réveil plus tôt.

Pas si hygiéniques. Même si le risque est encore plus inférieur avec les tampons qu'avec les serviettes, les bactéries voyagent aussi de l'anus au vagin à cause de la ficelle du tampon qui a tendance à se balader entre les deux. Pour plus de sécurité, changez systématiquement votre tampon après la grosse commission (si votre tampon ne s'est pas autopropulsé pendant l'acte, comme ça arrive de temps en temps).

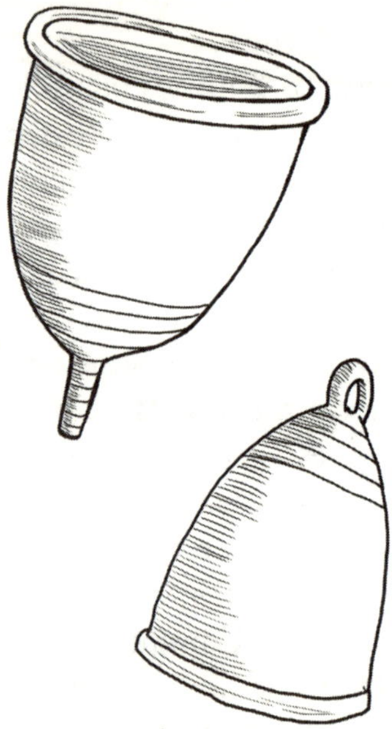

La coupe menstruelle

Aujourd'hui, la coupe menstruelle est la grande star des protections hygiéniques. Ses utilisatrices n'ont que ce mot à la bouche, les articles nous poussant à s'y convertir pullulent sur Internet, tout le monde en vante les mérites et on ne peut presque plus aborder le sujet des règles sans que la coupe menstruelle ne s'incruste dans la conversation. Et il est vrai que c'est une sacrée révolution dans le monde de l'hygiène intime et de la santé de la femme.

Révolution qui n'est pas si moderne qu'on pourrait le croire puisque la coupe menstruelle a été inventée en Amérique du Nord dans les années 1930. L'Américaine Leona Chalmers a même décidé d'y consacrer une grande partie de sa vie en s'alliant à des gynécologues de renom pour tenter de créer la meilleure option possible pour les règles. Elle invente la Tassette en 1937 – malheureusement, la pénurie de caoutchouc engendrée par la Seconde Guerre mondiale a mis quelques bâtons dans les roues de cette initiative et elle n'a pas rencontré le succès escompté. Il aura fallu attendre l'invention de la fameuse coupe en silicone à la fin des années 1980 pour que le concept décolle enfin et sorte de l'ombre.

À première vue, la coupe menstruelle laisse parfois perplexe. Il s'agit d'un petit récipient en silicone, en forme de cloche à fromage en plus allongée. Pour l'insérer, il faut la plier avant de l'enfoncer dans le vagin où elle se dépliera seule pour aller se coller aux parois vaginales. Des petits trous situés dans la coupe permettent une meilleure adhérence grâce à un effet ventouse qui maintient la coupe en place. Une fois qu'elle est pleine de sang, on va la chercher dans son vagin en pinçant la base pour la libérer et, en faisant bien attention, on la sort délicatement pour pouvoir la vider, la rincer, et la remettre en place. Avant et après chaque cycle, on la fait bouillir pour la désinfecter et lorsqu'elle ne sert pas, on la met bien à l'abri dans une petite pochette en tissus où elle attendra son prochain service.

Avantages

Plus confortable. Comme le tampon, si la coupe est bien insérée et bien en place, on ne la sent pas du tout et on peut vivre sa vie tranquillement sans se sentir physiquement gêné par sa protection hygiénique.

Plus grande liberté de mouvement. Pour les mêmes raisons, la coupe menstruelle permet de se baigner, de faire du sport, de se promener en slip – sauf qu'en plus, il n'y a aucun risque de voir la ficelle se faire la malle. Les règles passent donc totalement incognito.

Moins encombrante. Comme on n'a pas besoin d'avoir une coupe de rechange sur soi, on a les mains totalement libres et pas besoin de prévoir des réserves dans son sac. Pas besoin non plus de développer des techniques de ninja pour aller aux toilettes sans qu'on comprenne pourquoi, ce qui en fait une solution idéale pour les personnes qui préfèrent garder ça pour elles.

Totalement écolo. Une coupe menstruelle se gardant plusieurs années, elle permet de supprimer un sacré paquet d'ordures de sa conscience et d'épargner la planète.

Plus économique. Les serviettes et les tampons, ça coûte (trop) cher. Il faut en racheter sans arrêt, on perd une thune pas possible dans ces produits, et l'addition finit par faire mal. La coupe menstruelle s'achète une fois, c'est tout. C'est un investissement sur le long terme.

Moins de risques de fuites. Si elle est bien en place, la coupe ne bouge pas d'un iota et le risque de fuite est quasi inexistant.

Pliage en C

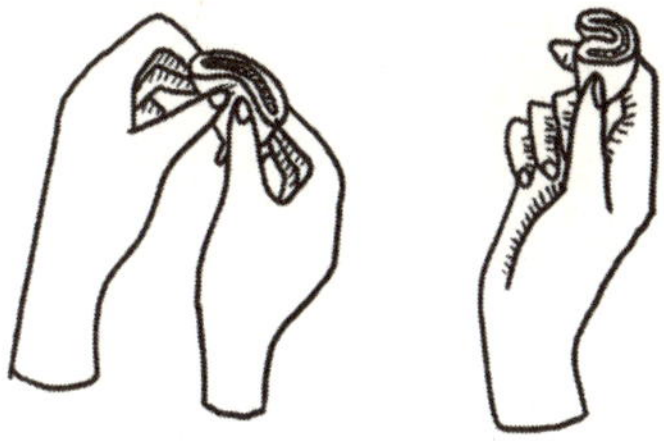

Pliage en 7

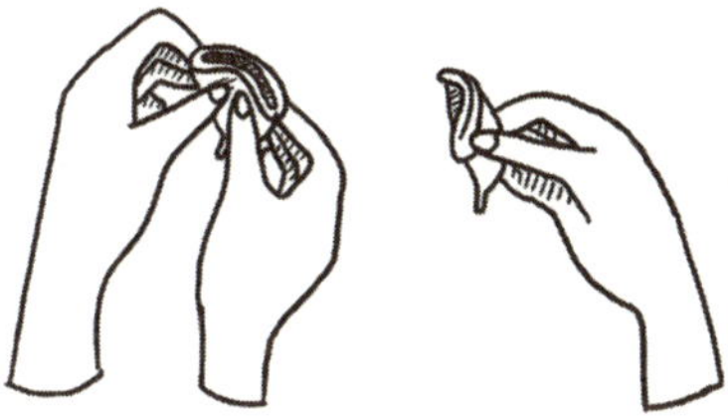

Punchdown
ou fold

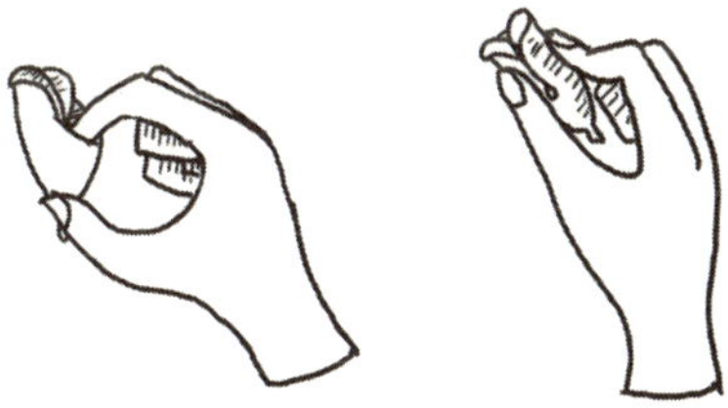

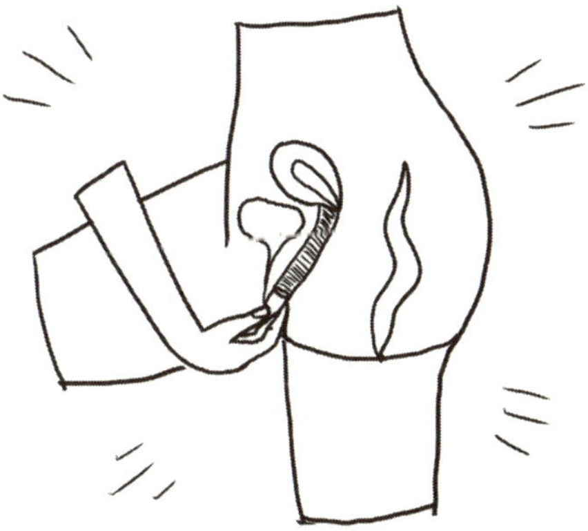

Reste en place plus longtemps. Une coupe menstruelle peut être changée toutes les douze heures, si votre flux vous permet d'attendre aussi longtemps. Plus besoin de planifier ses sorties selon la présence de toilettes, vous pouvez vous sentir libre plus longtemps.

Épargne votre flore. Contrairement au tampon, la coupe menstruelle ne recueille que votre sang, et laisse vos sécrétions naturelles en paix, préservant votre flore et limitant ainsi les risques de sécheresse et d'irritations.

Permet de mieux connaître son corps. D'abord parce que ça nécessite d'y aller franco, d'enfoncer ses doigts dans son vagin et de manipuler son sang menstruel, mais surtout parce qu'on peut en apprendre beaucoup plus avec une coupe menstruelle qu'avec n'importe quelle autre méthode. D'abord, on peut mieux comprendre son cycle en surveillant son flux qui se mesure plus facilement grâce à la coupe. Ensuite, l'aspect, l'odeur et la couleur du sang transmettent également des informations importantes – pour satisfaire votre curiosité, dans un premier temps, et pour savoir si quelque chose cloche en comparant aux cycles précédents. Votre sang a pas mal de choses à dire, et ça permet aussi de réaliser à quel point il n'a rien de terrifiant ou de dégoûtant (même si bon, OK, il peut parfois avoir un aspect assez particulier quand il est plein de tissus, mais ça reste naturel).

Facilite les pratiques bucco-génitales. Sans écoulements et sans ficelle qui dépasse, il devient plus facile d'accéder à la vulve puisque la coupe bien en place dans le vagin libère totalement son accès (et les orgasmes font parfois des miracles concernant les crampes, donc raison de plus pour en profiter).

Réduit les crampes. Beaucoup de personnes assurent que leurs douleurs ont largement diminué depuis qu'elles ont décidé d'utiliser une coupe menstruelle – peut-être que ce sera aussi votre cas.

Inconvénients

Difficile à apprivoiser. Pour réussir à insérer et à retirer sa coupe correctement, il faut souvent plusieurs tentatives. Certaines personnes n'y arrivent pas (à ce jour, je galère encore et j'ai tendance à me décourager rapidement et à préférer d'autres méthodes, dont je parlerai plus loin). Entre le pliage, le dépliage à l'intérieur, et le retrait, il y a souvent pas mal de ratés avant de pouvoir véritablement maîtriser le geste. En revanche, une fois que c'est fait, ça devient un réflexe et normalement c'est réglé – il faut juste réussir à atteindre ce stade. N'hésitez pas à prendre le temps de réessayer tranquillement, quitte à y revenir au bout de plusieurs mois pour retenter l'expérience, si vraiment vous pensez que le passage à la coupe peut vous apporter ce que vous recherchez dans une protection hygiénique.

Le premier modèle n'est pas toujours le bon. Selon votre anatomie, votre flux, et le fait que vous ayez eu des enfants ou non, vous aurez besoin d'une taille de coupe menstruelle différente. Il y a des chances pour que le premier modèle choisi ne vous convienne pas et que vous soyez obligé d'essayer autre chose – mais ce n'est pas non plus une obligation.

Ne protège pas contre le SCT. Contrairement à ce que beaucoup de personnes croient encore, la coupe menstruelle ne vous immunise pas complètement contre le syndrome du choc toxique. Les risques sont inférieurs à ceux encourus avec l'utilisation de tampons, certes, mais ce n'est pas totalement sans danger pour autant. Prenez bien soin de stériliser votre coupe avant de l'utiliser et lavez-vous les mains avant de la retirer et de la réinsérer pour limiter les dégâts.

Nécessite une bonne connaissance de son corps. Pour utiliser une coupe menstruelle correctement, il faut d'abord avoir une bonne connaissance de son anatomie, mais aussi se sentir à l'aise avec elle. Il ne faut pas avoir peur d'enfoncer ses doigts dans son vagin pour récupérer sa coupe et la mettre en place, et il ne faut pas avoir de problème non plus à se retrouver avec les doigts pleins de sang menstruel. On en prend vite l'habitude et les avantages en valent bien la peine, sans compter qu'il est toujours intéressant de bien connaître son corps et de ne pas en être dégoûté, mais ça demande un petit temps d'adaptation.

Pas toujours discrète. Changer sa coupe menstruelle dans des toilettes publiques peut s'avérer compliqué si les lavabos sont à l'extérieur. On peut la vider dans les toilettes, mais, pour la rincer, on doit prendre le risque de le faire devant d'autres personnes, ce qui peut en mettre certains mal à l'aise. De plus, selon votre environnement de travail ou votre lieu de vie, il n'est pas garanti que vous ayez accès à des équipements sanitaires adaptés pour effectuer cette manipulation, ce qui peut rendre la tâche encore plus délicate.

Ne convient pas à tout le monde. Comme avec toutes les protections qui s'insèrent dans le vagin, la coupe peut être difficile à utiliser pour les personnes qui ont des difficultés motrices ou des problèmes de santé d'ordre gynécologiques. Ça vaut aussi pour les personnes qui n'ont pas accès à l'eau courante ou à des installations sanitaires adaptées à leurs besoins.

Marques : Dans Ma Culotte, DivaCup, Lunéale, Lunette, Meluna, be'Cup, Fleurcup.

(Petite astuce gratos : pour moins de complications, changez votre coupe sous la douche si vous en avez la possibilité ! Comme ça, même si vous en mettez partout, ça passera inaperçu.)

Serviettes lavables

Les serviettes lavables fonctionnent de la même façon que les serviettes jetables, sauf qu'elles sont en tissus et possèdent un système de boutons-pression pour se fixer autour de la culotte. Un matériau absorbant est cousu sur l'entrejambe pour garantir une protection optimale, et une fois que la serviette est pleine, on n'a plus qu'à la laver (à la main et à l'eau froide pour des résultats plus satisfaisants).

Avantages

Moins d'irritations. À condition de bien faire attention au matériau utilisé pour la fabrication de ces serviettes, il y a de grandes chances pour que les irritations se fassent plus rares qu'avec la version jetable.

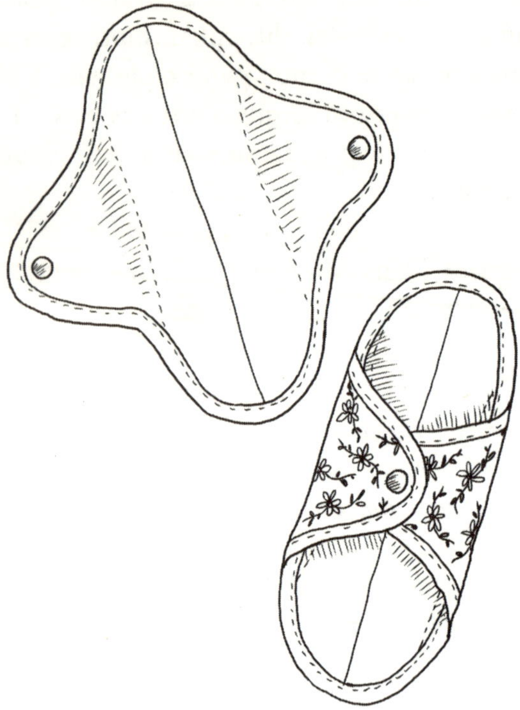

Moins de produits chimiques. Il est bien plus facile de trouver des serviettes réutilisables fabriquées avec des matériaux plus sûrs que pour les serviettes jetables (d'autant que les recherches concernant les matériaux utilisés dans la fabrication des protections dites « bio » prouvent qu'on est encore loin de pouvoir faire entièrement confiance à un tel label du côté de l'hygiène intime). Du coup, c'est tout de suite plus rassurant.

Plus écolo. Forcément, qui dit réutilisable, dit plus écologique. Surtout si on les lave toutes en même temps et pas une par une, parce que bon, gâcher de l'eau à ce stade ce serait quand même dommage.

Plus économique. On en achète un petit stock et hop, on est tranquilles pendant un moment (à condition bien sûr d'en prendre soin).

Customisable. On peut choisir ses motifs à l'achat, ou carrément son tissu et les fabriquer soi-même si on est doué de ses dix doigts.

Permet de soutenir les petites entreprises. Au lieu de donner votre argent à des grosses compagnies qui ne vous offrent pas la même garantie niveau santé, vous le donnerez à des petites entreprises locales. Certaines marques de serviettes réutilisables proposent même de reverser un pourcentage de leurs bénéfices à des associations venant en aide aux femmes des pays en voie de développement, où sont souvent créés des petits ateliers de fabrication de serviettes réutilisables pour : 1) créer de l'emploi et 2) faciliter l'accès aux protections.

Pas de poubelle qui fouette. Vu que la poubelle de la salle de bains n'est plus pleine de serviettes usagées à la fin de vos règles, aucun risque d'avoir une mauvaise surprise en l'ouvrant.

Inconvénients

Nécessite d'être à l'aise avec son sang. Parce qu'une fois qu'elle est remplie, au lieu de la plier et de la jeter dans une poubelle sans un regard en arrière, il faut la mettre à tremper (ou la balancer à la machine si vous avez confiance). Parfois, il faut même frotter un peu. Et pour ça, faut pas trop avoir peur d'entrer en contact avec son propre sang menstruel.

Pas toujours pratique en extérieur. Si vous avez besoin d'en changer plusieurs fois dans la journée, ça peut être un peu compliqué de se trimballer ses serviettes sales dans le fond du sac (même si on peut souvent trouver des pochettes assez hermétiques dans lesquelles les ranger). Surtout qu'en rentrant, il faut déballer tout ça pour s'occuper de la lessive. Autant dire que si vous partez camper trois jours, elles risquent de faire un peu la gueule à l'arrivée.

Pas faciles à trouver. Les serviettes réutilisables s'achètent principalement en ligne. Il faut fouiller un peu, savoir où chercher, trouver les modèles et tarifs qui conviennent et, du coup, se farcir les frais de livraison en plus du total qui fait déjà assez mal au portefeuille.

Pas toujours discrètes. Les serviettes réutilisables ont souvent le malheur d'être un peu plus épaisses que les versions jetables, qui ne sont déjà pas toujours très discrètes. Du coup, sous un pantalon ultra-moulant, ça risque de se voir un chouia.

Demandent plus d'organisation. Après chaque utilisation, il faut mettre ses protections à tremper et les laver, puis les faire sécher à l'air libre – ça prend du temps, et si on n'a pas suffisamment de serviettes de rechange, on peut vite se retrouver les fesses à l'air. Ça demande donc un poil plus d'organisation que d'attraper une serviette jetable, de la déballer et de la coller au fond du slip, c'est sûr.

Un peu chères. Certes, c'est une dépense que vous ne ferez qu'une fois de temps en temps, au lieu de la faire tous les mois, mais la première fois – lorsqu'il faut créer son stock de départ –, ça peut refroidir les moins aisés d'entre nous. Reste toujours l'option « fait maison », mais ça ne change rien au fait qu'il faut quand même acheter le matériel de base (tissus, matériel de couture, boutons-pression, etc.) et posséder une machine à coudre.

Marques : Dans Ma Culotte, Plim, Ceciline, Lili Nappy, Lunapads, GladRags, Sckoon, Charlie Banana, Party in my Pants.

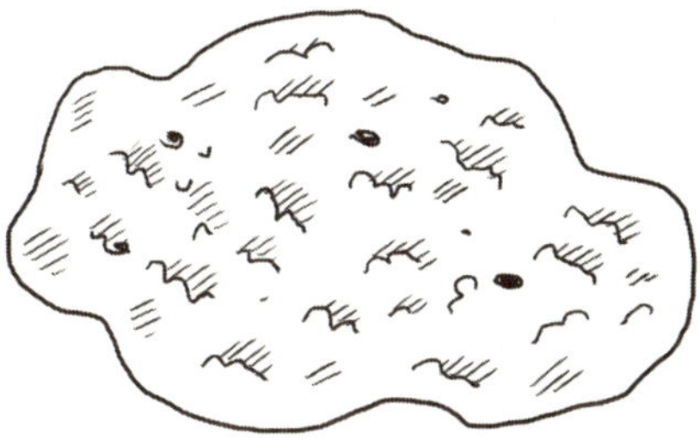

Éponge menstruelle

Alors là, on passe une étape. On entre dans un monde étrange et méconnu, on traverse le rideau de perles du fond de la boutique pour franchir un cap. Si je vous parle d'éponge, vous visualiserez immédiatement une éponge à vaisselle, avec son petit côté grattoir bien pratique pour les lendemains de soirée raclette. Si je parle d'éponge naturelle, vous penserez aux rayons cosmétiques et produits ménagers du magasin bio, avec leurs grosses éponges de mer 100 % naturelles. Mais si je vous parle d'éponges menstruelles, il y a de fortes chances pour que votre imagination s'emballe. Pourtant, vous n'étiez pas loin avec votre histoire de magasin bio – les éponges menstruelles sont exactement les mêmes, mais en plus petites (rapport au fait qu'un vagin ne fait généralement pas la même taille qu'un plat à gratin).

Comme un tampon ou une coupe, l'éponge s'insère dans le vagin et se change au bout de quelques heures, une fois qu'elle est pleine. Ensuite, elle est rincée, puis réinsérée – mais attention à bien la stériliser dans de l'eau bouillante avant la première utilisation, et à la nettoyer consciencieusement.

Avantages

Économiques. Bien qu'il faille en changer régulièrement, comme une brosse à dents, ça reste plus économique que d'en acheter tous les mois. Il n'y a qu'à voir l'état de votre éponge à vaisselle au bout de quelques semaines d'utilisation pour comprendre ce qui risque d'arriver à votre éponge menstruelle si vous n'en changez pas à temps.

Écologiques. C'est 100 % naturel, pas de produits chimiques, ça ne pollue pas la planète ni à la fabrication, ni dans la poubelle.

Plus saines. En théorie, sans les produits chimiques qu'on trouve dans les tampons, votre vagin devrait mieux se porter.

Peuvent être utilisées pendant les rapports sexuels. Préférez quand même les rapports externes, puisque la pénétration peut enfoncer l'éponge si loin qu'il devient compliqué de la récupérer après coup. Sauf si vous avez de très longs doigts.

Plus confortable. Si elle est bien insérée, vous ne devriez rien sentir. Et comme il n'y a pas de ficelle qui pendouille, c'est à peine si vous sentez vos règles passer.

Inconvénients

Pas de ficelle ou de tige. Pour retirer une éponge menstruelle pleine, il faut plonger ses doigts au fond de son vagin et y aller à tâtons. Heureusement, plus elle est pleine, plus la gravité fait son job, et en théorie elle devrait descendre tranquillement et se trouver pile à portée de vos doigts une fois son travail terminé. Cependant, j'ai entendu plusieurs histoires d'éponges s'étant retrouvées coincées au fond du vagin, donc faites preuve de vigilance tout de même. Certaines personnes enroulent un peu de fil dentaire autour de l'éponge pour s'en faire une ficelle, ce qui peut rendre le processus un peu moins flippant de prime abord.

Potentiellement dangereuses. Comme la vie est injuste et que rien n'est parfait, les éponges ne sont pas nécessairement moins dangereuses pour votre corps que les tampons. En effet, même lorsqu'elles sont bien nettoyées, elles peuvent contenir des petits détritus, cailloux et autres cochonneries de la mer qui n'ont rien à faire dans un vagin. Sans compter les risques de moisissures et autres désagréments liés à l'environnement dans lequel elles sont lavées, manipulées et stockées. Et pour bien enfoncer le clou : il y a également un risque, bien que minime, de contracter le syndrome du choc toxique.

Compliquées à nettoyer. Pour s'assurer qu'une éponge soit bien propre avant d'être insérée dans votre vagin, il faut la nettoyer à fond, la stériliser, bien la faire sécher dans un endroit où elle ne sera pas contaminée, bref, ça demande d'avoir une hygiène de vie assez irréprochable et là encore, rien ne garantit complètement que votre éponge sera 100 % vide de détritus ou de bactéries.

Pas très pratiques en extérieur. Pour changer son éponge dans un lieu public, mieux vaut avoir accès au top du top des sanitaires, et ce n'est pas toujours ce qu'il y a de plus courant. Et puis niveau intimité, c'est encore plus compliqué qu'avec une coupe menstruelle qu'on peut vider et essuyer dans les toilettes (ou discrètement dans le lavabo en quelques secondes).

Nécessitent un bon rapport avec son corps. Là, il ne faut vraiment pas avoir peur d'y mettre les doigts et d'aller faire de la spéléologie dans son vagin – et si vous avez déjà du mal avec les coupes menstruelles, ça ne risque pas de beaucoup s'arranger avec une éponge. Sans compter que si on peut éviter de s'en foutre plein les doigts avec une coupe quand on a pris le coup de main, c'est totalement inévitable avec une éponge qu'on doit essorer, rincer et bien nettoyer avant réinsertion.

Pas toujours évidentes à trouver. On en trouve dans certains magasins bios et sur plusieurs sites Internet, mais ça reste quand même l'une des options les moins faciles d'accès.

Marques : Mensi Anaé, Beppy.

Sous-vêtements

Avant, quand on parlait de « culottes de règles », on pensait aux vieux sous-vêtements en lambeaux, avec un élastique tout distendu et des coutures qui se barrent en sucette et qu'on ne porte que lorsqu'on a ses règles, parce qu'on s'en fout qu'elles soient tachées. Maintenant, ça désigne surtout des sous-vêtements spécialement conçus pour être portés pendant les règles et qui contiennent une petite couche de tissu absorbant pour éviter les fuites (et la sensation d'humidité qui vient avec).

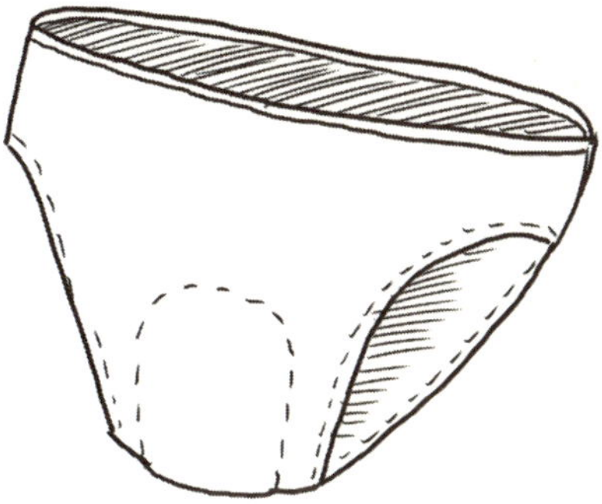

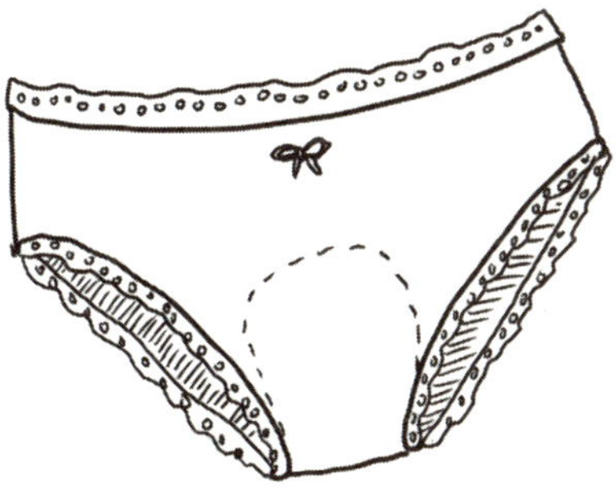

Pour la majorité des modèles, ces sous-vêtements sont faits pour être portés avec une protection supplémentaire (celle que vous utilisez habituellement) et garantir une sécurité complémentaire. Mais certains d'entre eux permettent carrément d'envoyer bouler toute autre forme de protection et de saigner librement dans son slip sans s'encombrer le vagin ou la vulve avec autre chose. Si vous avez un flux léger, ça suffit souvent largement à recueillir votre sang et à vous garder au sec toute la journée, tout en préservant vos vêtements.

Avantages

Écologique. On peut difficilement faire plus écologique qu'une culotte qui peut être portée et lavée pendant des années sans jamais vous laisser tomber.

Économique. Si vous associez votre petite collection de culottes de règles à une coupe menstruelle ou tout autre type de protection réutilisable, vous avez l'assurance d'économiser un sacré pactole pour le restant de vos années menstruées.

Préservent la santé de votre vagin. Si vous ne portez que ça, rien ne viendra perturber votre flore vaginale. Il n'y a donc aucun risque d'infection et a priori pas de risque d'irritation non plus.

Plus confortables. Si vous choisissez le bon modèle en fonction de vos besoins et de votre flux, vous devriez vous sentir plus libre et plus à l'aise que jamais. Il n'y a rien qui dépasse, qui fasse de bosse, qui se déplace d'un côté ou de l'autre, ou qui vous gêne si c'est mal positionné. Vos jours de règles sont des jours comme les autres, il n'y a que votre culotte qui change, et c'est à peine perceptible.

Une bonne variété de modèles. Culottes, boxers, strings, tanga, féminins, masculins, unis ou à motifs, il y a de tout, et pour tout le monde dans les sous-vêtements de règles. De quoi vous créer une jolie collection pour toutes les occasions et assortie à toute votre garde-robe, ainsi qu'à chaque étape de votre cycle.

Inconvénients

Pas évidentes à trouver. Elles ne sont pour l'instant disponibles qu'en ligne sur des sites spécialisés. Une fois qu'on sait quoi et où chercher, ça va tout seul, mais il faut fouiller – et principalement sur des sites en anglais, puisque le concept ne s'est pas encore vraiment exporté en France.

Très onéreuses. Le gros inconvénient, c'est que ça coûte cher. Si vous voulez des sous-vêtements de bonne qualité, il faut lâcher quelques billets, et comme il faut généralement plus d'une culotte pour toute la durée de ses règles, l'addition peut vite grimper – sans compter les frais de port. Sachant qu'une bonne culotte de règles coûte entre 20 et 30 euros pièce, ça fait un sacré budget.

Pas tout à fait étanches. Lorsque le flux s'écoule, avant qu'il soit absorbé par la culotte (et surtout si la contenance de cette dernière est inférieure à ce que votre utérus a décidé de relâcher comme volume), vous risquez de sentir un peu d'humidité. Au début, ça fait tout drôle, mais on s'y fait, et ce n'est pas bien différent de ce qu'on ressent quand on porte une serviette.

Lavage à la main. Il est recommandé de laver ses culottes de règles à la main et à l'eau froide, après les avoir fait tremper, ce qui pose le même souci qu'avec les serviettes réutilisables – d'autant que ce n'est pas très écolo non plus. Mais elles se lavent généralement facilement et rapidement, donc avec un peu d'organisation, ça passe tout seul. Et si vous avez vraiment la flemme, vous pouvez tenter de les jeter à la machine (en choisissant évidemment le cycle le plus doux, et à l'eau froide).

Pas simples à changer. Imaginons que vous ayez choisi de ne porter qu'une culotte en guise de protection et qu'elle se retrouve pleine en milieu de journée. Si changer de protection peut déjà s'avérer compliqué dans des toilettes publiques, imaginez un peu l'épreuve s'il faut changer de culotte. C'est pourquoi il vaut mieux les utiliser avec une autre protection, pour s'assurer une journée plus tranquille. Si vos déplacements ne durent pas longtemps ou que vous avez un flux très léger, en revanche, ça devrait se produire moins souvent.

Marques : THINX, Dear Kate, PantyProp, Lunapanties, Anigan, Modibodi.

Le flux instinctif libre

Il existe une autre méthode, qui fait un petit buzz dans les conversations sur les règles depuis quelques années et qui consiste à n'utiliser aucune protection hygiénique. On appelle ça le « flux instinctif libre », et aujourd'hui, personne n'a encore réussi à se mettre d'accord sur son efficacité et son accessibilité.

En quoi ça consiste ?

En théorie, c'est assez simple, mais beaucoup moins évident à maîtriser en pratique. Les adeptes du flux instinctif libre prétendent qu'il est parfaitement possible de « contrôler » l'écoulement de son flux, de la même façon qu'on retient une envie d'uriner. Pendant leurs règles, les adeptes de la pratique s'entraînent donc à retenir le flux de sang qui s'écoule par une contraction du périnée et se rendent

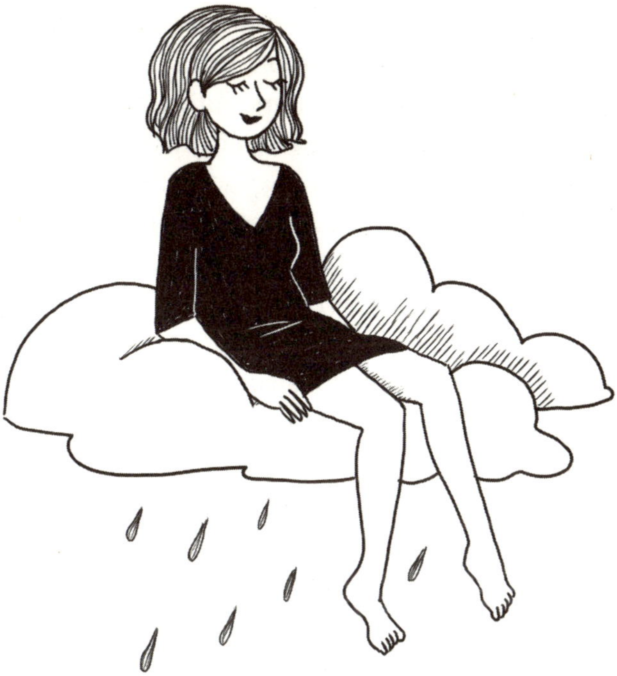

aux toilettes quand elles sentent un afflux tomber pour le laisser s'écouler dans la cuvette.

Pour beaucoup de pratiquantes assidues, si on en croit les multiples articles et vidéos YouTube qu'on peut trouver sur le sujet, il y a quelque chose de presque spirituel dans la pratique du flux instinctif librc. L'entraînement qui mène à la perfection de cette pratique nécessite d'être plus à l'écoute de son corps, et plus particulièrement de son utérus et de son vagin. Le discours est très axé sur le retour à la féminité primaire, sacrée, à l'essence même de la femme comme être créateur de vie, et pousse à voir dans le sang menstruel comme un sang royal, divin et magique. Une démarche louable, qui ne s'adapte cependant pas à tout le monde et vise une frange plus new age de la population, envisageant le genre et les organes génitaux comme intimement liés (les personnes transgenres sont donc malheureusement exclues de ce discours).

On parle même d'un « pouvoir inné » que les femmes possèdent, celui de contrôler leur corps et de maîtriser leur vie à 100 % – et vu comme ça, ça a effectivement quelque chose de particulièrement attirant. On s'en prend tellement plein la tronche à longueur de journée et on nous considère tellement souvent comme des êtres inférieurs que l'idée de reprendre le pouvoir sur cette fonction aussi basique que taboue a de quoi séduire. Si les règles ne nous contrôlent plus, c'est qu'on contrôle les règles, et elles ne pourront donc plus être utilisées contre nous, pour nous rappeler notre statut de créatures faibles et inférieures à l'homme qui lui n'est pas régi par ses hormones et ses fonctions corporelles (je vous entends ricaner d'ici). Malheureusement, pour certaines personnes, ça sous-entend aussi que celles qui n'y arrivent pas ne savent tout simplement pas se contrôler, et on revient au point de départ.

Lorsque j'ai appris l'existence de cette pratique, j'ai lancé un appel à témoignages pour savoir si une telle pratique était réellement possible sur le long terme, et notamment lorsqu'on a une vie active. Deux jeunes femmes ont accepté de témoigner sur mon blog, Passion Menstrues, décrivant leur première expérience de la sorte :

Lena : Ça s'est très bien passé. Déjà, je me suis contentée d'acheter des serviettes périodiques pas trop absorbantes et j'ai fait toutes les règles avec. J'ai fait attention à ce que je ressentais et je me suis persuadée que ça allait aller. Et miracle : aucun accident. J'ai dormi comme un bébé, j'ai fait mon jogging quotidien, etc. À aucun moment, je n'ai eu peur de me tacher. Je dirai même que j'ai vécu mes règles avec sérénité. Pour la première fois de ma vie, j'étais en accord avec mon vagin et mes ovaires. Pour tout vous dire, j'ai même porté un jean blanc avec un protège-slip.

Y. : C'est un peu étrange, j'ai toujours pu sentir mon flux en quelque sorte, mais le fait de savoir que tu peux le contrôler, ça fait tout bizarre quand même. Comme certaines femmes le disaient dans des vidéos que j'ai vues sur YouTube, je me suis posée dans mon lit et j'ai « écouté mon corps » (#hippie). La sensation en elle-même n'est pas si inconnue que ça perso, puisque c'est la même que quand tu te retiens d'aller aux toilettes, simplement. Ou alors c'est que je l'avais déjà fait, mais inconsciemment. »

Forcément, quand on lit ça, ça fait rêver. Mais sur le long terme, est-ce durable ?

« Nombreux-ses sont celles et ceux qui croient que cette méthode est impossible à adopter quand on a un quotidien traditionnel, avec des obligations extérieures. À quoi ressemble ton quotidien, du coup ?

Lena : Je suis étudiante dans un double diplôme à La Sorbonne. J'ai un petit job à côté et une vie sociale parfois trop remplie. Je suis très active et justement le flux instinctif est une grande aide. Je n'ai plus à trouver comment m'éclipser pour aller me changer, je suis sereine.

Y. : Routine de base, le métro-boulot-dodo. Pas vraiment de sorties, mais pas mal de voyages, que ce soit dans mon pays ou à l'étranger (alors un peu galère quand elles arrivent quand tu es dans le TGV et que tu n'as rien sur toi, là tu peux dire merci la technique du flux !). »

Si c'est aussi facile que ça, pourquoi cette pratique est-elle si peu répandue ? Tout simplement parce que la réalité est bien moins évidente. Du côté du corps médical, les praticiens sont sceptiques. Il y a une grande différence entre l'urine (qui part de la vessie pour s'écouler par l'urètre) et le sang menstruel (qui s'écoule donc par le vagin). Et si avoir un périnée bien musclé peut effectivement avoir un sacré paquet d'avantages, rien ne prouve réellement qu'il suffit de « retenir » le sang des règles de s'écouler. Et quid des femmes qui ont accouché et qui, par conséquent, ont le périnée moins musclé ? De plus, si ce sang est expulsé du corps, ce n'est pas pour rien, et le garder à l'intérieur n'est pas forcément la meilleure solution – ce n'est tout simplement pas sa place.

J'ai connu depuis d'autres femmes qui m'ont raconté avoir essayé cette méthode, et j'en ai vu beaucoup courir aux toilettes pour se rabattre sur une protection plus traditionnelle après avoir échoué dans la tâche de la « retenue » du sang. En revanche, celles qui ont un flux très léger semblent réussir plus facilement à se passer de protections – mais ce n'est qu'une question de logique et de gravité. Si effectivement il peut arriver qu'on sente le moment où le sang va s'écouler du vagin, rien ne garantit qu'on puisse atteindre les toilettes à temps pour éviter la fuite. Si le but est de réduire l'utilisation de protections hygiéniques qui pourraient nous être nocives et de se sentir un peu plus libre, il me semble que la meilleure solution reste encore le recours aux fameux sous-vêtements de règles dont il était question plus haut.

Cependant, il est important de rappeler qu'il n'y a pas de bonne ou de mauvaise façon de vivre ses règles, et que si vous avez trouvé une méthode qui vous convient et vous paraît adaptée à votre mode de vie et votre santé, nul ne devrait se permettre de vous juger. Votre corps et les décisions qui le concernent n'appartiennent qu'à vous.

COMMENT MINIMISER (VOIRE ÉLIMINER) LES CRAMPES MENSTRUELLES

Maintenant que vous avez un assez bon aperçu de ce que sont les règles au quotidien et des différentes méthodes de protection qu'on peut utiliser, mettons tout ça en pratique. Comment fait-on pour mieux vivre ses règles quand on ne les voit que comme une nuisance pénible qui revient à la charge tous les mois ? Comment les vivre plus sereinement au lieu de les haïr systématiquement et de maudire son corps ? Comment changer sa façon de voir cette période du mois ?

Suite à près de quinze ans d'expérience en tant que personne menstruée, j'ai fini par mettre le doigt sur quelques techniques et modes de pensée qui me permettent de voir mes règles autrement que comme une malédiction qui fait de moi un vilain crapaud purulent aux yeux de mes semblables. Plutôt que de garder ces trouvailles pour moi, je profite de l'existence de ce livre pour vous transmettre le fruit de mes recherches et mes aventures dans le monde merveilleux des menstruations.

Il est important de rappeler que je ne souffre d'aucune maladie ni d'aucun handicap physique et que ces conseils viennent donc d'une expérience plutôt privilégiée.

Surveillez votre alimentation

Si votre cycle ressemble au mien, lorsque vos règles approchent, vous vous transformez en Obélix et chaque minute de votre temps est occupée soit à manger, soit à penser à la nourriture. Et généralement, quand les pulsions déboulent, elles concernent rarement un bon bol de légumes vapeur accompagné d'un grand verre de smoothie kale-banane-graines de chia. Il m'est arrivé à plusieurs reprises de prendre des photos du tapis roulant de la caisse les jours où j'ai commis l'erreur d'aller faire les courses en plein syndrome prémenstruel, et ça battait systématiquement des records en termes de quantités de sucre et de mauvaises graisses.

Personnellement, j'ai choisi de me laisser vivre avant et pendant mes règles et de succomber à mes envies sans trop me poser de questions – que ça aggrave mes crampes ou non, que ça bouche mes artères ou non, peu importe du moment que ça réjouit mes papilles et calme les hurlements de mon utérus qui réclame son sacrifice mensuel.

Mais si vous voulez jouer la carte de la responsabilité et me regarder de haut, sachez qu'il existe tout un tas d'aliments auxquels on prête des vertus pendant les règles – que ce soit pour apaiser les douleurs ou les symptômes du SPM, et qui vous permettront d'adopter un régime beaucoup plus sain même quand votre corps vous supplie de tremper des barres chocolatées dans un pot de rillettes.

Par exemple, l'infusion de feuilles de framboisier est bien connue pour alléger les crampes – et comme il est recommandé de s'hydrater deux fois plus pendant ses règles, vous ferez d'une pierre deux coups en vous préparant une bonne grosse théière pour la journée. Vous pouvez aussi boire n'importe quelle infusion de votre choix si les feuilles de framboisier ne vous emballent pas trop ou que vous n'en avez pas sous la main, mais la règle d'or reste quand même d'éviter la caféine. Et si vous ne buvez pas de thé, il vous reste encore une possibilité assez facile d'accès : une grande bouteille d'eau à garder à portée de main. Facile, économique, efficace.

Pour ce qui est des aliments, le choix est vaste. En règle générale, orientez-vous vers tout ce qui est universellement reconnu comme aliment sain, et évitez ceux qu'on qualifie de mauvais pour la santé. C'est simple, hein. Par exemple : les fruits, c'est bien, les fast-food, c'est pas bien. Les graines et les noix, c'est cool, les chips, c'est bof-bof. Les légumes verts, c'est une bonne idée, le kebab du coin de la rue, c'est pas idéal. Évitez aussi ce qui est trop salé ou trop épicé – encore une fois, tout ce qu'on vous dit d'éviter au quotidien, mais que vous choisissez d'ignorer parce qu'une grillade sans sel c'est comme un tampon sans ficelle, ça n'a pas de sens.

Cherchez tout ce qui est plein de potassium et de magnésium, essentiellement, la marge d'erreur sera assez mince si vous tapez dans le bon groupe d'aliments et ça fera forcément du bien à votre corps. Observez la sacro-sainte règle des cinq fruits

Le thé et
les infusions

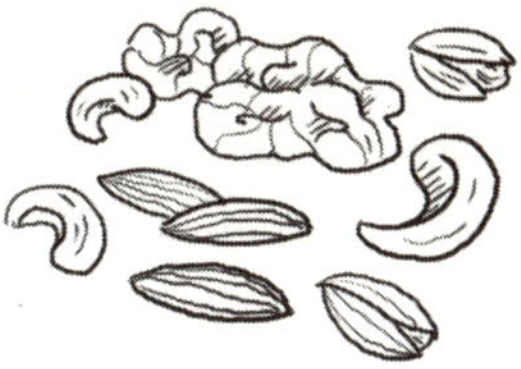

Les fruits
à coque

Les bananes

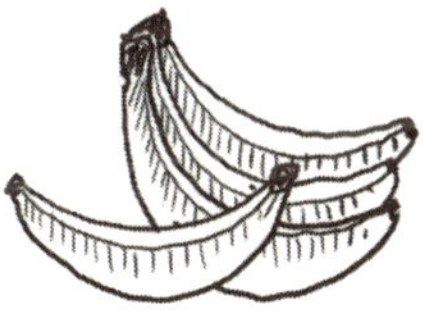

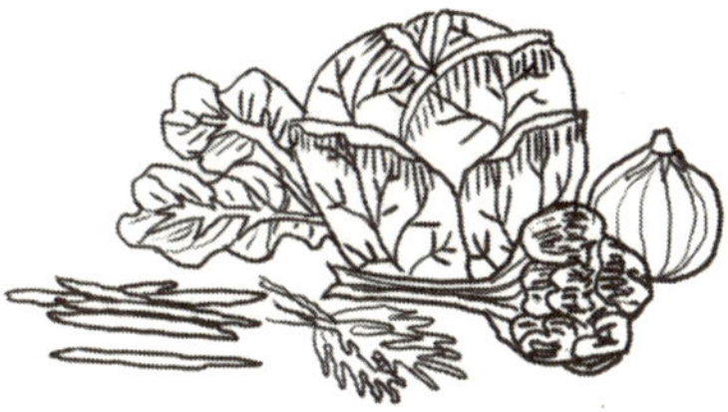

Les légumes verts

Les légumineuses

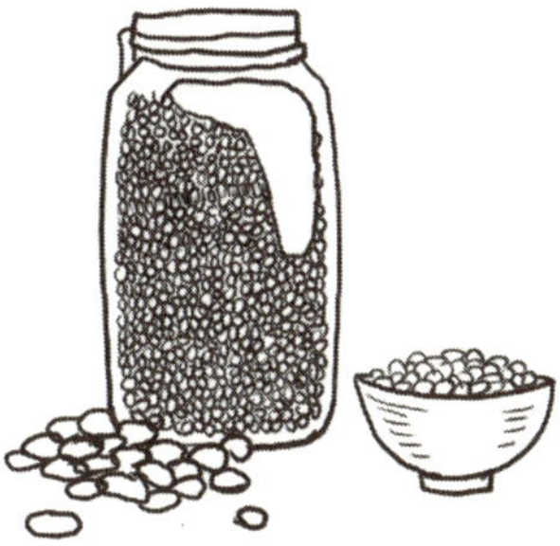

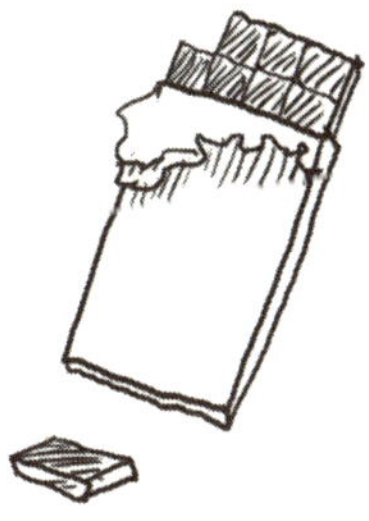

Le chocolat noir

et légumes par jour, parce qu'en plus d'être plein de bonnes vitamines, ils contiennent de l'eau, et vous en avez besoin, et ça pourra aussi aider votre peau à reprendre son apparence normale au lieu de celle d'une vitre de métro nettoyée avec une part de pizza quatre fromages. C'est peut-être moins satisfaisant qu'un gros burger, mais c'est pas trop mauvais pour l'ego, donc je suppose qu'on peut y trouver quelque chose de positif.

Misez sur la chaleur

Je crois que c'est l'une des premières techniques que j'ai apprises en tant que femme menstruée : celle de la bouillotte calée sur le bas-ventre ou les reins pour étouffer les crampes sous une vague de chaleur rassurante, confortable et anesthésiante. Encore aujourd'hui, le moment où je pose la bouillotte remplie sur mon ventre obtient un bon 8/10 sur l'échelle du soulagement et du plaisir. Si vous n'avez pas de bouillotte, remplissez une bouteille en plastique d'eau chaude et enroulez-la dans une serviette de toilette pour plus de confort (et pour éviter de vous ébouillanter), ça m'a déjà sauvé la vie.

En parlant de s'ébouillanter, ça semble logique mais je me permets de vous le rappeler : une bouillotte, c'est CHAUD. Tellement chaud que ça peut brûler. Alors faites attention à vous. Et si je dis ça, ce n'est pas parce que je vous prends pour des enfants de quatre ans, mais parce qu'il m'est déjà arrivé de me réveiller avec des brûlures dans le dos après m'être endormie ma bouillotte collée sur les reins pour calmer des crampes particulièrement douloureuses. J'ai encore des cicatrices de cette superbe aventure – pour une raison que je ne m'explique pas bien, le fait que ma peau soit littéralement en train de cuire sous la bouillotte ne m'a jamais réveillée. En fait, si, je me l'explique : les crampes menstruelles font sûrement plus mal qu'une brûlure, ce qui prouve, encore une fois, que les personnes menstruées sont des guerrières qui rient de vos petits bobos et qui peuvent endurer le pire sans sourciller. Oui, disons ça.

Vous pouvez aussi vous procurer ces jolis petits coussins fourrés aux noyaux de cerise qu'on passe au micro-ondes quelques secondes pour les réchauffer avant de vous les poser sur les zones douloureuses. Si vous êtes plutôt du genre à tout faire vous-même, remplissez une poche en tissu de grains de riz crus, cousez le tout pour que ça ne se répande pas partout, quelques secondes au micro-ondes et hop, ça fait l'affaire. Et en plus y a même pas besoin de savoir coudre, vous pouvez faire ça avec une vieille chaussette et faire un nœud autour de l'ouverture pour éviter que ça ne se renverse.

Un bon bain chaud ou une douche brûlante peuvent également faire beaucoup de bien (depuis que je vis dans un appartement sans baignoire, je pleure approximativement tous les 28 jours).

Pour tirer le maximum des pouvoirs de la chaleur, procédez dans l'ordre :

– Prenez une douche ou un bain. Restez-y aussi longtemps que possible (selon ce que vous dicte votre conscience écolo, disons…), détendez-vous,

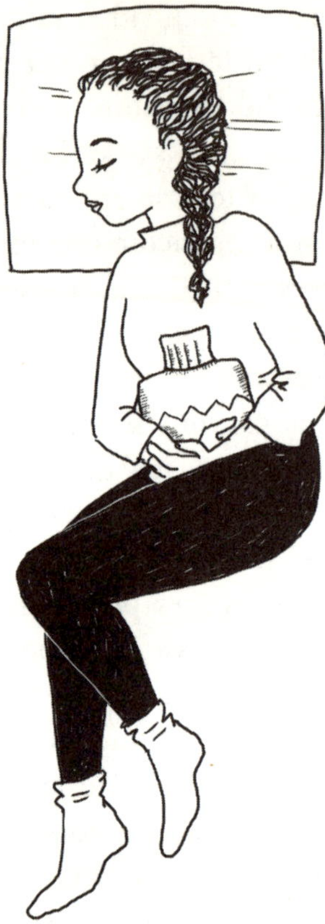

dirigez le jet vers votre bas-ventre ou vos reins selon ce qui vous fait le plus souffrir.

– Préparez une bouillotte bien chaude et placez-la dans votre lit, sous la couverture.

– Pendant que la bouillotte réchauffe votre lit, enfilez la tenue la plus confortable de votre garde-robe d'intérieur.

– Glissez-vous dans vos draps chauds, posez la bouillotte près de votre ventre et enroulez-vous dans votre couette comme un petit burrito.

– Laissez-vous glisser dans un sommeil réparateur, avec ou sans distraction au préalable (série, film, livre, podcast…) et laissez votre chrysalide faire son travail.

Vous pouvez évidemment ajouter une dose d'antidouleur à tout ça, ce serait bête de ne pas profiter des avancées de la médecine. Attention, astuce qui m'a changé la vie : prenez vos antidouleur avant que les crampes soient vraiment au maximum de leur potentiel tyrannique, pour ne pas avoir à vous rouler en boule en hurlant dans un oreiller en attendant que ça fasse effet, ça vous évitera d'atteindre le pic de douleur insupportable.

Un orgasme et ça repart

Ce n'est pas de la magie, juste de la science : les orgasmes stimulent la diffusion des dopamines, ces hormones du plaisir qui envoient des messages positifs au cerveau et au corps et qui ont tendance à baisser pendant les règles. Ça permet de se détendre, physiquement et émotionnellement, et c'est donc un excellent antidouleur (ça fonctionne aussi pour tout un tas de petits désagréments tels que les maux de tête, de ventre, les jours sans, l'anxiété, et tout ce qui peut polluer le cerveau). Vous pouvez vous les administrer seul ou avec un partenaire, de mille façons différentes, et c'est gratuit – donc autant en profiter. C'est encore mieux quand c'est suivi par une bonne grosse sieste réparatrice – détente absolue garantie.

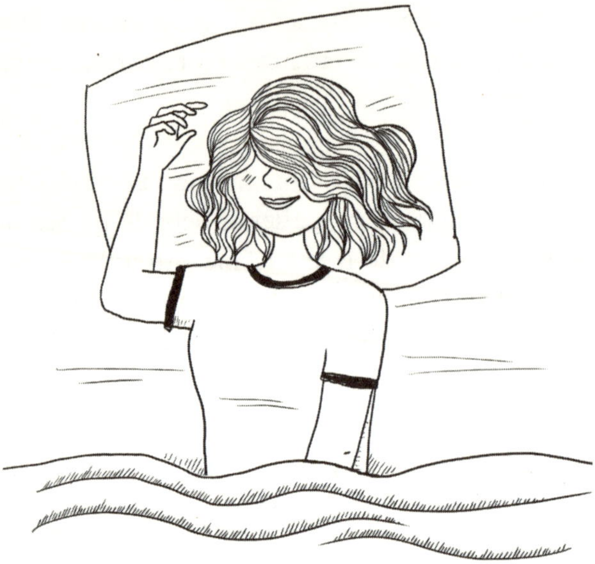

Bien sûr, ça ne fonctionne pas pour tout le monde et encore faut-il en avoir envie. Rien ne sert de se forcer si le désir n'est pas présent, ça risquerait de faire plus de mal que de bien et c'est l'inverse de ce qu'on recherche. Restez toujours à l'écoute de votre corps et de votre cerveau, si vous ne voulez pas avoir de relations sexuelles (avant, pendant ou après vos règles), ça ne regarde que vous et c'est à vous de décider quand c'est le moment.

Mettez-vous au yoga

Je sais, je sais, tout le monde en parle sans arrêt, le yoga semble être la solution à tous les problèmes et je suis persuadée que, pour beaucoup de gens, c'est effectivement une très bonne chose. Personnellement, si on me demande d'être active pendant mes règles, j'ai juste envie de jeter toute une série de projectiles en direction de l'auteur d'un tel blasphème – mais c'est mon expérience, et ce n'est pas forcément un exemple.

Il se trouve que les étirements et plus généralement l'activité physique peuvent procurer d'excellents bienfaits au corps pendant les règles. Si le premier instinct est de rester immobile et de faire le moins d'efforts possible, ce n'est pas nécessairement ce qu'il y a de plus efficace pour lutter contre la douleur. En réchauffant doucement vos muscles et en les étirant, vous pourrez combattre plus efficacement les douleurs.

Si vous voulez y aller en douceur, le yoga est effectivement la meilleure solution. En utilisant les bons mots-clés, vous trouverez même facilement des exercices spécifiquement ciblés pour réduire les crampes menstruelles et alléger votre peine. Si vous avez l'âme d'un guerrier, vous pouvez aussi faire quelques exercices de sport à la maison – pompes, exercices de squat, tractions, à vous de choisir la routine qui vous convient. Et si rien de tout ça ne vous inspire, une bonne marche peut également faire l'affaire – le tout, c'est de rester actif.

Si vous en avez envie.

Détendez-vous

C'est probablement le point le plus important – quelle que soit la méthode que vous choisissez, l'important c'est de vous détendre. Ce n'est pas parce que votre utérus a décidé de danser la zumba

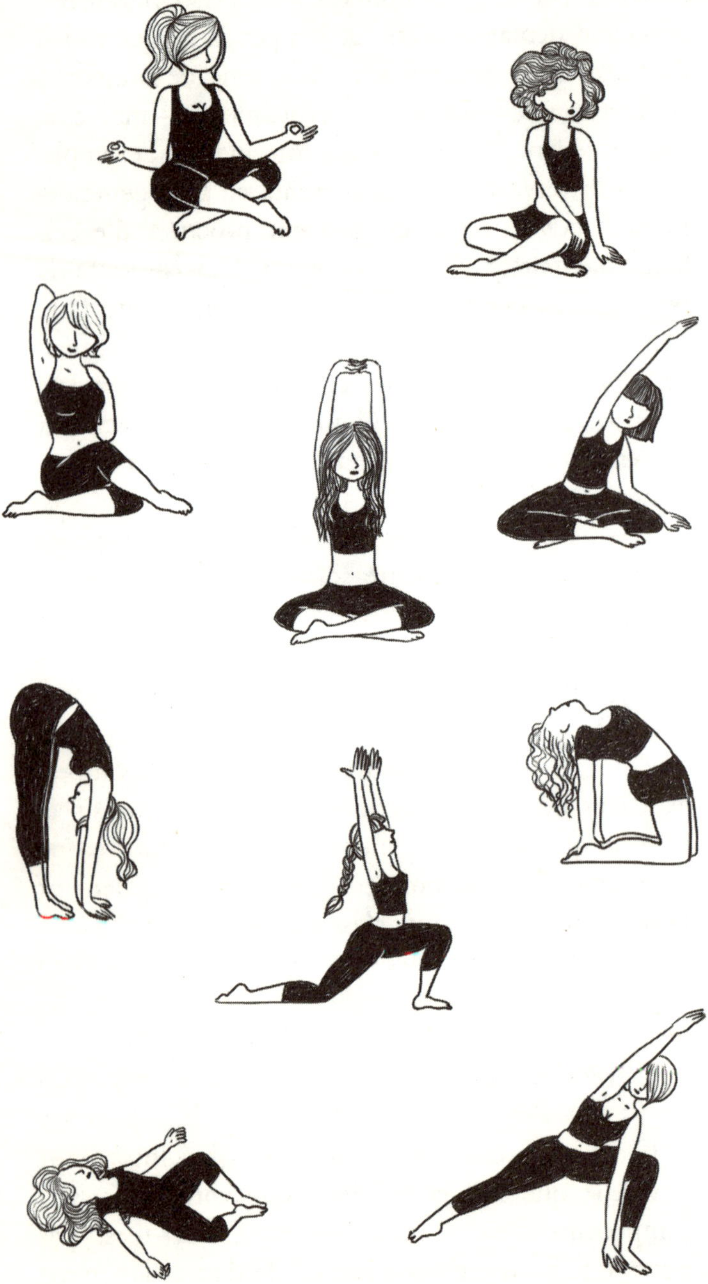

qu'il faut se caler sur son rythme – laissez-le s'énerver dans son coin et faites ce que vous pouvez pour détendre le reste de votre corps.

Pour ce qui est de la méthode à adopter, là encore, tout est une question de choix et d'envie. Vous savez mieux que personne ce qui vous détend le plus. Ça peut être de la méditation, des exercices de respiration et de relaxation, mais aussi des activités encore plus passives, comme un marathon de votre série du moment.

Vous pouvez tricoter, faire du coloriage (eh, ce n'est plus que pour les enfants maintenant, le coloriage pour adultes est à la mode, profitez-en), traînasser sur Internet, trier vos chaussettes, faire du bricolage, inventer des rituels magiques pour faire disparaître vos crampes, lire ces mille bouquins qui prennent la poussière sur votre table de chevet, rattraper votre retard sur vos sites et blogs préférés, faire des collages, vous mettre à la peinture, regarder des tutoriels sur YouTube pour acquérir un nouveau talent – bref, tout ce qui peut occuper votre cerveau sans trop bousculer votre corps, juste de quoi vous distraire pour oublier que votre utérus essaye d'organiser une guerre civile dans votre bas-ventre.

Plus vous stresserez, plus ça risque d'être pénible. Malheureusement, tout le monde n'a pas le train de vie d'un ermite et votre quotidien ne vous permettra sûrement pas toujours de vous enfermer dans une bulle le temps que ça passe, mais c'est à vous de trouver des petits moments de calme dans votre tempête journalière pour penser un peu plus à votre corps et lui apporter le répit qu'il mérite.

CHACUN SES RÈGLES

Ma vision des règles et la façon dont je les vis ont radicalement changé à partir du moment où j'ai accepté que mes règles soient les miennes et pas celles de mes voisins et que personne d'autre que moi n'ait son mot à dire sur la façon dont je décide de les appréhender.

J'ai la chance immense de travailler à domicile, ce qui signifie que j'ai déjà un avantage radical sur les personnes qui sont obligées de continuer à cravacher au boulot même quand leur utérus essaye de saboter leurs moindres faits et gestes – et c'est une information à garder en tête pendant la lecture de ce qui va suivre, puisque ça reflète mon expérience privilégiée, encore une fois.

Les règles, pour moi, c'est une période de purge. Sauf que dans ma tête, ça sonne vachement moins négatif et répugnant. Disons que c'est comme si je me construisais une petite chrysalide dans laquelle je reste au chaud 3 à 4 jours par mois avant d'en sortir progressivement pour rejoindre le monde des

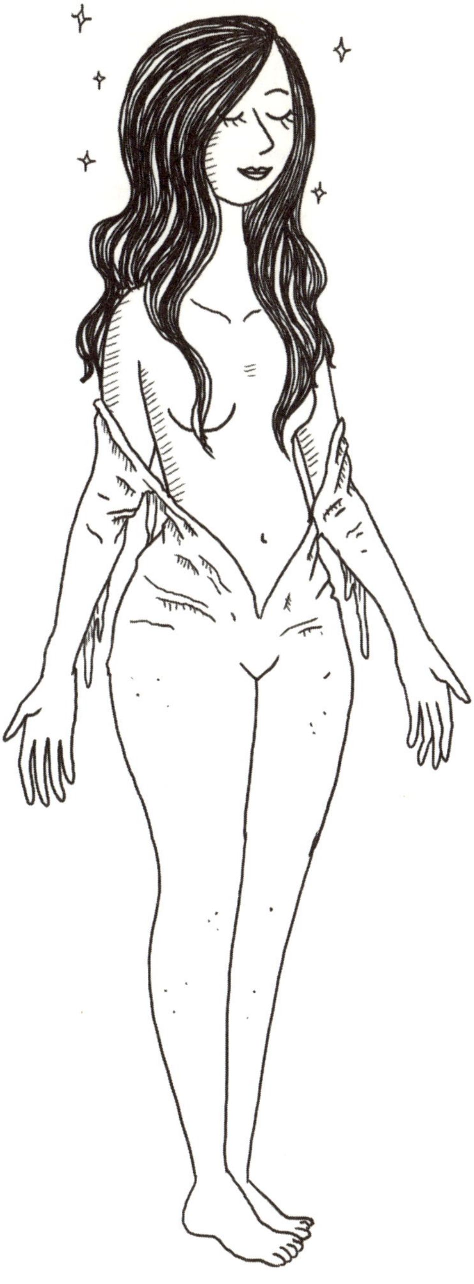

vivants. C'est l'occasion de m'occuper de moi, de mon corps, de mon environnement. De faire tout ce qui m'apporte le plus de plaisir, de me reposer, sans culpabiliser. C'est une période de renouvellement, une mue en quelque sorte. Je fais partie de ces gens qui y voient quelque chose de spirituel, une période qui me rapproche de ma féminité mystique telle que je l'imagine, mais ça, c'est mon histoire. J'aime m'identifier aux cycles lunaires, penser à mon utérus comme à un organe sacré et imaginer que mon sang est doté de pouvoirs ancestraux, mais c'est parce que cette vision des choses m'a aidée, moi, à voir mes règles de façon positive. C'est ma solution, pas la solution.

C'est aussi une période d'expérimentation, parce que mes règles ne sont pas les mêmes que lorsque j'avais quinze, vingt ou même vingt-cinq ans, elles changent parfois radicalement d'un cycle à l'autre, et, par conséquent, ne peuvent pas toujours être gérées de la même façon. Du coup, j'essaye des méthodes différentes, je teste d'autres protections, d'autres remèdes contre les crampes. Parfois, je reste les fesses à l'air et je dors sur une serviette éponge pour ne pas avoir à m'embarrasser de la présence d'une protection hygiénique. Ou alors j'utilise les culottes spécialement conçues dans lesquelles je saigne librement (ça demande vraiment une période d'adaptation tant on n'est pas habitués à voir sa culotte pleine de sang sans penser immédiatement « alerte à la fuite ») et j'apprivoise progressivement la réalité de mes règles.

Je surveille leur aspect, aussi, pour vérifier que tout va bien d'abord, mais aussi pour mieux les comprendre. Selon la couleur et la texture, je sais si elles sont en retard, si elles sont bientôt terminées, si j'ai un problème de santé ou pas.

J'accepte aussi d'en parler plus librement et de refuser des sorties parce que je préfère m'occuper de moi et souffrir dans mon coin plutôt que de m'infliger des interactions sociales au cours desquelles je devrai dissimuler mon malaise et donc prendre moins de plaisir que d'habitude. Du coup, il n'est pas rare de m'entendre annuler ma présence à un événement à cause de mes règles, parce que ça fait partie de ma réalité et que je n'aime pas m'imposer ça quand je ne me sens pas bien, de la même manière que j'évite de sortir de chez moi quand j'ai une angine. Et quand je suis obligée de sortir malgré tout, selon les gens qui m'entourent, j'en parle aussi. Je passe plus de temps assise que debout à papillonner de groupe en groupe parce que j'ai trop mal aux reins et que je n'ai pas envie de piétiner toute la soirée, je demande même parfois à des potes qu'ils me laissent une place si les chaises sont prises parce que j'ai trop mal, plutôt que de ravaler ma douleur et de faire une tête de vieux pruneau en restant debout et en faisant comme si de rien n'était.

Ce n'est bien sûr pas possible dans tous les environnements, mais j'essaye de faire tout ça autant que ma vie sociale et professionnelle me le permet. La base de toutes ces expériences, c'est que mes règles sont les miennes, et qu'il n'y a que moi qui puisse savoir vraiment ce qui est bon pour moi – et pour ça, il faut faire des tests et s'adapter aux divers changements et variations du cycle et de la vie extérieure.

Et c'est ce que je recommande à toutes les personnes qui ont la bonne idée de venir m'interroger : vos règles n'appartiennent qu'à vous. Votre corps n'appartient qu'à vous. Par conséquent, c'est à vous, et à vous seul(e), de faire les choix qui vous font du bien – autant que possible. Il est important de demander des conseils, de se tourner vers le monde extérieur pour avoir un maximum d'informations et, surtout, de faire surveiller sa santé par des professionnels, mais c'est à vous de décider ce que vous faites de toutes ces informations une fois que vous les avez recueillies.

Ne laissez personne vous dire que vous n'utilisez pas la bonne méthode de contraception ou de protection – si vous êtes au courant des effets néfastes de telle ou telle méthode sur votre corps et que vous choisissez quand même de l'utiliser parce que ça vous arrange, parce que vous vous sentez mieux avec ou parce que c'est comme ça et puis c'est tout, c'est votre choix. Prendre connaissance de toutes les autres possibilités et ressources est essentiel, mais au final, la décision vous revient. Personne ne sait ce qui se trame dans votre corps ou votre vie privée mieux que vous.

Pour reprendre mon exemple, j'ai eu des soucis de santé pendant longtemps qui m'ont obligée à n'avoir recours qu'à des protections hygiéniques externes (d'où mes expériences relatées plus haut). Du coup, dès que les adeptes de la coupe menstruelle venaient me faire la morale en me traitant d'irresponsable parce que je n'optais pas pour la solution la plus bénéfique pour la planète et pour mon corps, j'avais juste envie de leur jeter ma serviette au visage. La coupe menstruelle m'était interdite, je n'avais pas le droit de mettre un corps étranger dans mon vagin parce que j'avais un réel souci de santé – mais ça, les adeptes ne le savaient pas et se sont simplement basés sur leur vision de la chose pour me réprimander.

Oui, la coupe menstruelle a énormément d'avantages, mais non, elle n'est pas faite pour tout le monde et ce n'est pas grave. C'est bien qu'elle existe, c'est bien de savoir qu'elle existe, maintenant si ça ne vous convient pas pour une raison X ou Y (encore une fois, ça vous regarde), ce n'est pas le problème du voisin. Ce que vous faites des informations que vous obtenez à la suite de vos recherches, vos lectures et les partages divers sur les réseaux sociaux, c'est votre problème, pas celui de l'auteur de ces ressources ou de ceux qui partagent son avis.

Je pense que s'il y a une leçon à tirer de tout ce que j'ai écrit jusque-là, de cet ouvrage tout entier même, c'est celle-ci : votre corps et les décisions qui y sont liées vous appartiennent et ne regardent personne d'autre. Si les gens ont un problème avec ce que vous insérez ou non dans votre corps, ils n'ont qu'à aller hurler dans un oreiller pour faire passer leur indignation.

Alors, n'hésitez pas à vous documenter, à expérimenter d'autres méthodes, faites vos courses dans le grand marché des ressources qui existent dans le monde matériel et virtuel et créez vos propres cocktails jusqu'à ce que vous trouviez la formule qui fonctionne. Et peut-être qu'elle ne fonctionnera plus dans six mois ou six ans, mais ce n'est pas grave, il n'y aura qu'à recommencer et tester autre chose. L'essentiel, c'est que vous vous sentiez bien, physiquement et psychologiquement. Assurez-vous simplement d'avoir toutes les informations en main, et prenez vos décisions en conséquence, par rapport à ce qui vous convient le mieux, à vous, et pas à vos parents, vos conjoints, vos amis ou vos followers sur les réseaux sociaux.

LES QUESTIONS QUE JE ME POSE PENDANT MES RÈGLES

• Est-ce que je serais pas en train d'accoucher de mon utérus par hasard ?

• Mes règles sont en retard mais je n'ai pas eu de rapports sexuels depuis mon dernier cycle, et si j'étais enceinte du nouveau messie ?

• Pourquoi je viens de pleurer devant cette vidéo d'un bébé koala qui court après son soigneur ?

• Si je me plante un couteau dans l'utérus, est-ce que ça fera plus ou moins mal que mes crampes ?

• Est-ce que c'est normal de pleurer autant devant une pub pour du beurre ?

• Est-ce que les gens vont le remarquer si je me roule en boule par terre en attendant que mes crampes passent ?

• Mes problèmes digestifs sont-ils liés à mes règles ou à ma consommation d'antidouleur, et surtout, pourquoi le monde est-il si cruel ?

• Quel imbécile a bien pu oublier de prévoir une poubelle dans les toilettes de ce bar ?!

• Est-ce que j'ai toujours été aussi moche et si oui, pourquoi personne n'a jamais pensé à me prévenir ?

• Est-ce que je le regretterais vraiment si j'arrachais mon utérus à mains nues là tout de suite ?

• Pourquoi n'y a-t-il pas de surprise dans les boîtes de tampons, comme dans les céréales ?

DE L'INTÉRÊT DE TRAQUER SON CYCLE

Que vous soyez du genre régulier ou non, que vous utilisiez une contraception hormonale, que vous en soyez à votre première ou douzième année de règles, il y a plein d'avantages à surveiller son cycle. Et, puisque nous avons la chance de vivre au XXIe siècle, il existe aujourd'hui une technique un peu plus simple que des points rouges dessinés au feutre dans un agenda pour anticiper l'arrivée de ses règles : une application mobile adaptée.

Le marché en propose plusieurs (Clue, Flo, Glow, My Cycle Period, Menstrual Period Tracker…), et, si j'ai personnellement choisi Clue et que je reste convaincue que c'est la plus adaptée à la majorité des personnes menstruées, il ne revient qu'à vous de décider celle qui conviendra le plus à vos besoins – notamment selon ce que vous cherchez à surveiller en priorité (arrivée des règles ou ovulation) ou la méthode de contraception que vous utilisez.

Surveiller son cycle permet plusieurs choses :

Savoir quand vos règles vont arriver. C'est la base, si elles ne tombent pas à date fixe tous les mois ou si vous avez tendance à oublier systématiquement quand elles vont débarquer, il vous suffira d'ouvrir votre application pour pouvoir vous y préparer. Mieux, certaines d'entre elles vous enverront des notifications quelques jours avant pour vous rappeler de ne pas mettre votre plus belle culotte en dentelle sans prévoir de protection.

Surveiller votre ovulation. Vous avez envie de procréer ? L'application vous indiquera la fenêtre idéale pour vous mettre au turbin (avec une marge d'erreur de quelques jours, ce qui peut nécessiter l'intervention d'un test d'ovulation si vous voulez viser plus juste). Vous n'avez surtout pas envie que ça arrive ? Alors, vous saurez quand éviter les prises de risque. Personnellement, ça m'a permis de comprendre que je pouvais sentir physiquement mon ovulation, chose que je n'avais jamais observée avant. Certaines personnes m'ont même confié savoir exactement quel ovaire travaille à chaque ovulation (puisqu'ils alternent d'un mois sur l'autre). D'autres encore m'ont dit ne la sentir que d'un côté, donc un mois sur deux. Faites l'expérience, écoutez votre corps, il a pas mal de choses à raconter.

Comprendre vos petits désagréments. Vous avez le ventre gonflé ? La poitrine qui fait mal ? Envie de manger une choucroute aux sardines ? Mal à la tête ? Les cheveux secs et indisciplinés ? Ouvrez votre application, il y a des chances que ce soit lié à votre cycle. Notez chaque symptôme quand vous le ressentez dans l'app. S'ils se reproduisent mois après mois, vous saurez à quoi c'est dû.

Chaque application vient avec ses petites spécificités. La dernière en date pour Clue ? Synchroniser ses informations avec d'autres utilisateurs de l'application pour pouvoir surveiller les flux de tout son entourage et leur permettre de faire de même. Comme ça, vous saurez exactement qui est en SPM et qui ovule à tout moment de l'année. Et ça, c'est une vraie révolution technologique.

RÈGLES ET SEXUALITÉ

Lorsque je jette un œil aux requêtes qui mènent à mon blog, je suis sûre de retrouver les deux mêmes questions qui reviennent quasiment quotidiennement :

« Peut-on faire l'amour pendant ses règles ? »

« Peut-on se masturber pendant ses règles ? »

La réponse courte est la même pour les deux questions : OUI, ABSOLUMENT, SANS L'OMBRE D'UN DOUTE.

Dans l'idéal, le sexe est un acte qui se partage (à deux ou plus, personne ne juge) entre personnes consentantes, à l'aise les unes avec les autres, avec ce qui est en train de se passer et qui se respectent autant qu'elles respectent leur(s) partenaire(s). Toute personne ayant déjà eu une ou plus expériences sexuelles dans sa vie sait qu'en pratique, ce n'est pas toujours le cas et que ce n'est pas toujours simple non plus. Le consentement est absolument essentiel et devrait toujours, TOUJOURS être confirmé, mais il ne fait pas tout pour rendre un rapport sexuel agréable. D'où l'importance de communiquer. Tout le monde n'a pas le même parcours, les mêmes valeurs, le même rapport au corps et à la sexualité, et il ne faut jamais partir du principe qu'on va se retrouver avec une personne à l'expérience exactement similaire à la nôtre en face sous prétexte que le désir est présent chez les deux. Ce n'est pas parce qu'on a eu un rapport sexuel qui a bien fonctionné avec une personne que la même formule s'appliquera à toutes celles qui suivront.

Si tout ça est à garder en tête pour tout ce qui concerne le sexe, concentrons-nous d'abord sur le sujet qui nous passionne : le sexe pendant les règles. Puisque, comme nous venons de le voir, tout le monde n'a pas le même parcours, il y a des gens que ça rebute complètement, d'autres que ça laisse indifférents, et d'autres encore que ça excite tout particulièrement. Et si en théorie j'estime que personne ne devrait être dégoûté par le sexe pendant les règles, on ne peut nier que c'est le cas de beaucoup de gens – peu importe leur genre – et qu'il faut donc apprendre à faire avec. Ce dégoût ne provient d'ailleurs pas toujours de la fonction corporelle en elle-même et peut venir d'une peur du sang en général, ou d'une peur particulièrement développée des maladies qu'il peut véhiculer, donc rien ne sert de mettre toutes les personnes que ça bloque dans le même panier, ce ne serait pas juste.

Et si le dégoût concerne les règles, d'où vient-il ? De l'éducation ? Des croyances religieuses ? D'une expérience traumatisante ? D'un a priori ? D'un manque de connaissances sur le sujet ? Ça vaut toujours le coup de creuser, on ne peut pas travailler sur la question si on ne connaît pas la source du problème. Donc oui, je milite absolument pour qu'on dédramatise les règles et qu'on soit tous plus libres de nos corps peu importe la période, mais je n'ai pas pour autant envie que ça devienne une croisade qui rase toute discussion sur son passage et je pense qu'il est important de respecter les parcours de chacun si on veut les encourager à évoluer vers un autre point de vue. Il faut aussi accepter que ça peut parfois être perdu d'avance et qu'il arrive qu'on doive se contenter de semer quelques graines dans les esprits en espérant que ça pousse – mais ça ne sera pas toujours le cas.

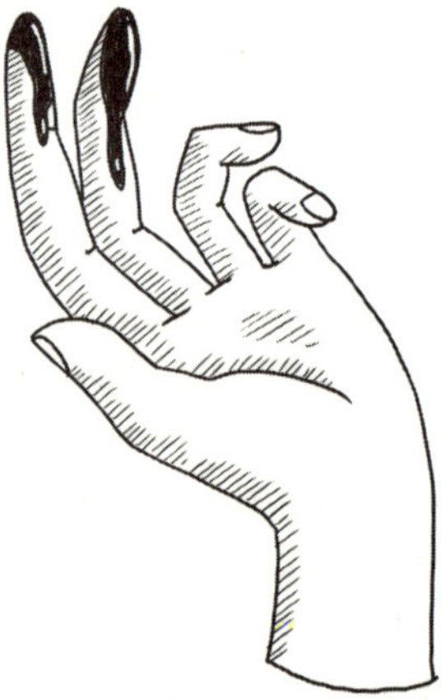

Bien. Maintenant qu'on a abordé la question théorique, passons à la question pratique : peut-on avoir des rapports sexuels pendant ses règles ? Oui. Doit-on avoir des rapports sexuels pendant ses règles ? Non, absolument pas, c'est vous qui décidez. Vous avez aussi le droit de vous sentir mal à l'aise avec la question, pour tout un tas de raisons qui n'appartiennent qu'à vous.

Si vous décidez d'en avoir, voici quelques principes de base à garder en tête lors du passage à l'acte, parce qu'il ne s'agirait pas de faire n'importe quoi non plus :

Ne surprenez pas vos partenaires

Si vous êtes parfaitement à l'aise avec l'idée d'avoir un rapport sexuel pendant vos règles, ce n'est pas forcément le cas de votre partenaire – encore une fois, peu importe la raison. Assurez-vous de l'informer de la présence de vos règles avant de passer aux choses sérieuses, histoire qu'il ou elle puisse prendre une décision informée au lieu de se retrouver devant le fait accompli. C'est juste une question de politesse. Vous déciderez ensuite selon sa réaction et la raison avancée en cas de refus si cela mérite un long débat sur la question ou pas.

Protégez-vous

Si votre partenaire et vous n'avez pas été dépistés, protégez-vous impérativement. Ça vaut pour tous les rapports sexuels, mais pendant les règles on rajoute un élément en plus dans le grand bal des échanges de fluides corporels, donc raison de plus pour faire attention. Je sais que dans le feu de l'action on a tendance à oublier ses principes, mais comme disent les anciens : mieux vaut prévenir que guérir.

N'oubliez pas votre contraception

Si vous avez été dépistés et qu'on vous a donné le feu vert pour échanger vos fluides comme des cartes Pokémon sans crainte de choper quoi que ce soit, ce n'est pas une raison pour mettre de côté la partie contraceptive des protections. Contrairement à ce que beaucoup de gens pensent encore, il est tout à fait possible de tomber enceinte pendant ses règles. C'est rare, certes, mais ça arrive. Ne voyez pas vos règles comme un prétexte pour envoyer bouler toutes les précautions, ce serait dommage de gâcher le souvenir de vos ébats avec une grossesse non désirée.

Protégez les draps

Le sang, ça peut être chiant à nettoyer, donc si vous voulez éviter que votre chambre ressemble à une scène de crime, mettez une serviette éponge sur votre matelas avant de commencer les festivités histoire de limiter les dégâts. Ça vous évitera aussi d'avoir à changer complètement votre literie juste parce que vous avez eu envie de faire l'amour pendant vos règles alors que, disons-le clairement, changer ses draps est probablement l'une des corvées les plus pénibles du monde. Épargnez-vous ce mal en gardant une serviette à proximité, ça vous changera la vie.

N'ayez pas honte

C'est probablement le conseil le plus difficile à appliquer. Si vous avez grandi en pensant que les règles avaient quelque chose de dégradant, l'idée d'avoir un petit imprévu au cours d'un rapport sexuel et de voir vos règles débarquer sans crier gare doit sûrement vous filer des frissons d'appréhension. Peut-être même que ça vous renvoie à une expérience passée dont vous n'avez pas encore totalement fait le deuil tellement la honte est encore chaude. Je sais que ça m'est arrivé plus d'une fois, et très souvent avec des partenaires avec qui je couchais pour la première fois (j'adore faire bonne impression dès le début, c'est ma passion). Je me revois même recroquevillée dans la douche d'un partenaire pendant qu'il mettait ses draps à laver, en train de pleurer pendant que je lavais le sang qui recouvrait mes cuisses, comme si je venais de commettre le pire crime possible, persuadée que j'allais me faire larguer illico.

D'un côté, oui, ça peut être gênant, comme quand on renverse un verre de vin sur le canapé d'un hôte, ça ne fait jamais plaisir, mais il faut retenir le point le plus important dans cette histoire : c'est accidentel, et ce n'est pas grave. Si vous n'avez pas fait exprès, vous n'avez pas fait exprès, point. Ce n'est pas comme si vous aviez uriné sur les draps parce que vous aviez la flemme d'aller jusqu'aux toilettes, les règles ne se retiennent pas et débarquent parfois sans prévenir, ça arrive. Et s'il y en a sur les draps, oui, ça peut être embarrassant, mais ce qui est cool c'est que ça se lave, et même ça se rachète. Ce n'est pas éternel, ce n'est pas dramatique, certainement pas autant qu'on pourrait le croire sur le moment, et il n'y a aucune honte à avoir. Un peu de gêne, oui, peut-être, parce que ça change un peu la donne au milieu d'un rapport, mais certainement pas de honte.

Si vous n'êtes pas une personne menstruée, que vous lisez ceci, et que vous vous retrouvez face à un partenaire à qui ça arrive, par pitié, gardez votre sang-froid. Soyez rassurant, soyez cool, ne réagissez pas comme si on venait de vous cracher de l'acide au visage – ça ne fera qu'empirer la situation. Si vous jouez bien votre coup, ça pourra même devenir un souvenir marrant entre vous, une petite lose sexuelle comme il nous en arrive à tous, et qui prouve que le sexe c'est pas comme dans les films – et que c'est même tant mieux, parce que nous sommes de vrais humains, de la vraie vie, avec tout ce que ça implique. À partir du moment où on se lance dans une activité sexuelle avec une personne qui a un vagin et un utérus fonctionnel, on s'expose à ce genre de risque, et c'est une information à garder en tête dès le début, sinon ça risque vite de devenir compliqué.

N'imposez cette honte à personne, et ne laissez pas cette honte s'immiscer dans votre intimité, c'est inutile, c'est contre-productif, et ça ne fait que renforcer la terrible réputation des règles.

Personne ne vous oblige à rien

Tout ceci étant dit, ça n'empêche pas que vous puissiez décréter de vous-même, avec toutes ces informations en tête, que le sexe pendant les règles ne vous intéresse pas. Peut-être que ça vous fait trop mal, peut-être que ça vous saoule de devoir préparer le terrain pour ne pas en mettre partout, peut-être tout simplement que ça ne vous met pas à l'aise, peu importe, c'est à vous de décider. Ce n'est pas parce que vous n'aimez pas ça que ça fait de vous quelqu'un de moins apte à militer contre le tabou des règles – encore une fois, il faut différencier l'intime du public. Vous pouvez très bien encourager les gens à revoir leur position sur le sujet sans pour autant adopter cette pratique, parce que vous avez essayé et que ça ne vous a pas plu. Peut-être que ça marche avec un partenaire mais pas avec le suivant, ou peut-être que ça ne marchera jamais, qui sait.

L'important, c'est de se sentir bien et en confiance, et surtout, de ne pas se forcer. Vous avez le droit de dire non, de changer d'avis, d'arrêter un rapport en cours de route, puisque vous êtes la seule personne à pouvoir donner l'accès à votre corps et qu'il n'est acquis pour personne, pas même un individu avec lequel vous avez des rapports réguliers depuis quinze ans.

Tout le discours que les gens de mon espèce tiennent sur le tabou des règles est axé sur deux points importants : l'accès à l'information, et l'importance du choix. On vous expose toutes les possibilités, tous les cas de figure imaginables, pour que vous puissiez prendre des décisions plus informés, en fonction de ce qui vous convient et ce qui vous rend la vie plus facile et plus agréable. Le reste vous appartient.

En ce qui concerne votre corps, ne laissez personne vous imposer quoi que ce soit. Surtout lorsqu'il s'agit de sexe.

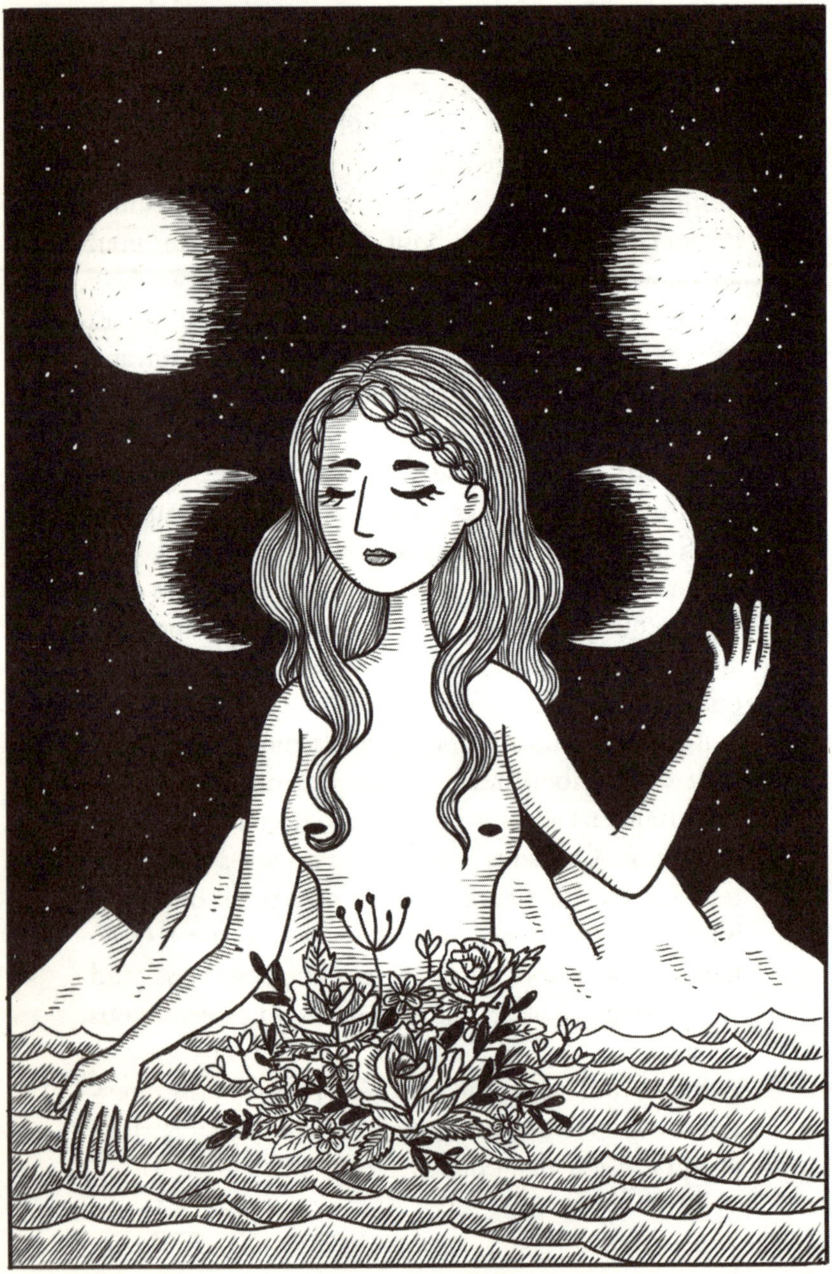

Chapitre 3

Les règles à travers l'histoire

MYTHES ET IDÉES REÇUES

Si l'on en croit les écrits de certains anthropologues, et notamment le franco-britannique Robert Briffault, le mot « tabou » dériverait directement du terme proto-polynésien *tupua*, ou *tapua* selon les sources, qui signifierait à la fois « sacré » et « menstruations ». Si cette affirmation est vraie, ça en dit long sur la relation de l'être humain avec le sang menstruel, et on pourrait considérer les règles comme le tout premier tabou. Je ne vais pas pousser jusque-là parce que je ne suis ni historienne, ni anthropologue, et que je préfère réserver mes jugements hâtifs aux soirées arrosées – mais il n'empêche que cette information devient particulièrement croustillante quand on commence à s'intéresser au sujet et aux racines de ce tabou. Néanmoins, les sources corroborant cette interprétation sont si rares que je préfère garder ma paire de pincettes, au moins en public.

Et en réalité, pourquoi s'attacher avec autant de virulence à une hypothèse étymologique quand on peut simplement se baser sur des faits ? Que ça vienne d'hommes de foi, de scientifiques, de shamans, de sorciers ou de quidams lambda, les hypothèses sur les règles et le danger qu'elles représentent n'ont jamais cessé de proliférer, probablement depuis que le premier homme des cavernes a jeté un œil sur l'entrejambe ensanglanté de sa voisine. On pourrait croire que la science s'est empressée de rétablir un semblant de vérité au sujet de ce sang aussi vil que puissant, mais comme nous le verrons dans les pages qui suivent, elle a au contraire longtemps contribué à la propagation d'idées fausses et – parfois – dangereuses, qui se rapprochent fortement des conclusions tirées dans les croyances les plus primitives.

Mais qu'en disent les trois religions monothéistes principales ? Comme sur beaucoup de sujets, elles sont toutes trois à peu près d'accord pour admettre que 1) la femme est impure pendant ses règles et que 2) l'homme ne doit jamais, jamais entrer en contact avec du sang menstruel.

Ce qui se dit dans la Bible et la Torah :

Lévitique, 15

« La femme qui aura un flux, un flux de sang en sa chair, restera sept jours dans son impureté. Quiconque la touchera sera impur jusqu'au soir. Tout lit sur lequel elle couchera pendant son impureté sera impur, et tout objet sur lequel elle s'assiéra sera impur. Quiconque touchera son lit lavera ses vêtements, se lavera dans l'eau, et sera impur jusqu'au soir. Quiconque touchera un objet sur lequel elle s'est assise lavera ses vêtements, se lavera dans l'eau, et sera impur jusqu'au soir. S'il y a

quelque chose sur le lit ou sur l'objet sur lequel elle s'est assise, celui qui la touchera sera impur jusqu'au soir. Si un homme couche avec elle et que l'impureté de cette femme vienne sur lui, il sera impur pendant sept jours, et tout lit sur lequel il couchera sera impur. »

Ce qui se dit dans le Coran :

Sourate 2, verset 222

« *La menstruation est une souillure. Tenez-vous à l'écart de vos femmes durant cette période ; n'ayez point de rapports charnels avec elles tant qu'elles ne se sont pas purifiées. Mais une fois qu'elles sont en état de pureté, reprenez vos rapports avec elles, comme Dieu vous l'a prescrit. Dieu aime ceux qui se repentent et ceux qui se purifient.* »

Pour ce qui est du judaïsme, beaucoup de femmes juives se plient au commandement du Niddah, qui impose qu'hommes et femmes ne s'autorisent aucun contact physique lorsque la femme a ses règles. Au sein d'un couple marié, cela implique également de dormir séparément. Une fois la période terminée (en moyenne sept jours, mais qui peut être rallongée en cas de cycle plus long), la femme doit se rendre au mikveh, bain rituel qui lui permet de retrouver sa pureté, à la suite de quoi elle pourra reprendre sa vie normale auprès des hommes de son entourage.

Globalement, l'approche est donc la même : il faut fuir le sang, il faut le cacher, il faut se laver de son impureté et faire bien attention à ne pas contaminer son mec, sous peine de mettre Dieu très en colère. Bonjour la pression.

Pourtant, à l'origine, les menstruations avaient tout pour fasciner – et même forcer l'admiration. Après tout, c'est un signe de fertilité, et quoi de plus précieux aux premiers jours de l'humanité qu'une femme fertile ? Imaginez ce qui a dû se passer dans la tête de ceux qui ont constaté que le cycle de la lune (qui était elle-même associée à des divinités féminines) était construit de la même façon que le cycle menstruel. Les femmes avaient donc, par essence, quelque chose de divin en elles. De plus, il y a quelque chose d'essentiellement humain dans les règles, puisque très peu d'animaux les ont – à ce jour, on recense quelques primates, une espèce de musaraigne et des chauves-souris dans le clan des mammifères menstrués, mais le privilège revient majoritairement aux humains.

Avant que les religions prennent un tournant radicalement patriarcal, les déesses avaient une belle place dans les croyances des peuples, et celles liées à la fertilité étaient particulièrement adorées – il n'y a qu'à voir le nombre de sculptures et de peintures primitives qu'on retrouve encore aujourd'hui à leur effigie.

À l'époque, on savait bien que sans les femmes et leur fertilité, on ne pouvait pas aller bien loin. D'où l'intérêt de les protéger. J'irais même jusqu'à avancer que ce qu'on utilise aujourd'hui comme argument pour asseoir la supériorité de l'homme (sa force, le fait que ce soit lui qui ait affronté les pires prédateurs au péril de sa vie, sa position de brave chasseur qui subvient aux besoins de son clan) peut être pris à contre-pied avec l'argument suivant : la vie de l'homme étant bien moins précieuse, on pouvait se permettre d'en perdre à la bataille, tandis que les femmes devaient à tout prix être protégées pour pouvoir assurer la descendance et, accessoirement, la pérennisation de l'espèce humaine.

Mais ça, c'est un autre débat.

Le fait est que, rapidement, la fascination a fait place à la répulsion, et que l'homme s'est mis à propager ses théories les plus folles sur les menstruations, et ça ne s'est finalement jamais arrêté puisqu'aujourd'hui encore, partout dans le monde, elles continuent de faire perdre les pédales aux esprits les plus rationnels.

Prenons, par exemple, la théorie d'Aristote : ce brave homme était convaincu que les menstruations étaient la preuve imparable de l'infériorité de la femme. Selon lui, le rôle de la femme dans la reproduction n'était que passif : elle faisait office d'hôte, un point c'est tout. C'était le sperme qui conférait au fœtus son essence psychique et son âme, alors que les femmes ne faisaient qu'offrir les attributs physiques, l'enveloppe de chair dans laquelle toutes les qualités du sperme venaient s'insérer.

D'ailleurs, il était convaincu que le sang menstruel était le pendant féminin du sperme (mais en nul) et que c'était la fusion des deux qui créait la vie.

> « *C'est le mâle qui apporte la forme et le principe du mouvement ; la femelle apporte le corps et la matière, de même que, dans la coagulation du lait, c'est le lait qui est le corps, tandis que c'est le petit-lait, la présure, qui a le principe coagulant. C'est là aussi la même action que produit ce que le mâle apporte, en se divisant, dans la femelle.*
> *[…]*

Si donc le mâle peut être regardé comme le moteur et l'agent, et que la femelle soit en quelque sorte passive en tant que femelle, il s'ensuit que, dans la semence du mâle, la femelle apporte, non pas de la semence, mais de la matière. C'est bien là ce qui semble être exactement le fait, et la nature des menstrues joue en ceci le rôle de la matière première de l'embryon.

[...]

Les menstrues sont un sperme qui n'est pas tout à fait pur et qui a encore besoin d'élaboration ; comme on peut l'observer dans la production des fruits, lorsque la nourriture existe bien, mais n'est pas encore tout à fait filtrée et qu'elle a besoin d'être élaborée pour se purifier davantage, Aussi, se mêlant à la liqueur séminale, et celle-ci se mêlant à la nourriture épurée, l'une engendre, et l'autre nourrit. » (Aristote – *Œuvres complètes LCI/57.)*

Et s'il vous prend l'envie de vous esclaffer : « Ah là là, ces Grecs alors, n'importe quoi ! », sachez que ces convictions n'ont été démontées qu'il y a seulement deux cents ans. Ajoutez à ça qu'Aristote n'a pas non plus hésité à affirmer que les règles étaient la preuve que la forme femelle de l'humain n'était qu'une difformité, puisqu'elles ne sont que des mâles infertiles, et nous voilà lancés sur une autoroute de la connerie qui s'étend sur des siècles et des siècles.

Enfin, je critique Aristote, mais avant lui il y avait déjà Hippocrate (oui, celui qui a donné son nom au serment que prêtent tous les futurs médecins) qui racontait partout que l'utérus était un animal qui se déplaçait librement dans le corps de la femme, guidé principalement par l'odorat, et qui avait tendance à péter un plomb quand il mettait trop de temps à être fécondé. Cette croyance était très populaire à l'époque et elle a servi à expliquer un bon paquet de maladies dites « féminines ».

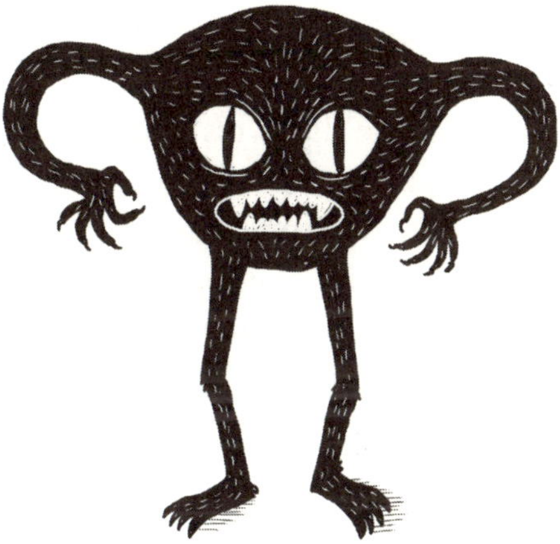

Comme quoi, la santé de la femme, ça n'a jamais vraiment été une priorité pour les spécialistes, et elles pouvaient toujours se brosser pour être prises au sérieux. Nous gardons encore une pensée émue pour notre grand ami Sigmund Freud et ses théories sur l'hystérie (rappelons qu'hystérie vient du grec *hystera* qui signifie… ben oui, utérus) qu'on soignait à grands coups de vibromasseurs au XIXe siècle (acte qui n'avait rien de sexuel, puisqu'il était acquis, à cette époque, qu'il fallait pénétration et éjaculation pour prétendre à cette étiquette, et que l'orgasme féminin n'était pas une grande préoccupation).

Mais autant vous l'avouer tout de suite, j'ai quand même un chouchou dans cette histoire. Un petit préféré qui fait battre mon cœur dès que je vois son nom apparaître, accolé au terme « menstruations », parce qu'il ne m'a jamais, jamais déçue. Je ne me lasse pas de le lire et de le relire, découvrant à chaque fois une nouvelle pépite qui me remplit d'une joie intense que peu d'hommes sont capables de me faire ressentir sur cette belle planète.

Son nom est Pline l'Ancien, son œuvre s'intitule *Histoire naturelle*. Publiée vers l'an 77 de notre ère et déclinée en pas moins de trente-sept volumes, cette encyclopédie compile tout ce que ce doux Pline a pu recueillir comme informations qu'il jugeait à l'époque indispensables à la culture générale de tout bon Romain qui se respecte. Pour écrire cette immense source de connaissances, il dit avoir lu plus de deux mille ouvrages, tout en y ajoutant ce qu'il avait à transmettre de ses expériences personnelles, notamment dans l'armée. Côté sujets abordés, tout y passe : mathématiques, physique, géographie, anthropologie, zoologie, pharmacologie ou encore minéralogie – bref, celui qui avait le courage de s'avaler les trente-sept volumes (sachant que le premier contient uniquement la préface, la table des matières et l'index) pouvait se rendre à n'importe quel dîner d'affaires sans trop suer des fesses de peur de passer pour un nigaud.

En revanche, gare à ceux qui auraient la prétention de vouloir reproduire l'expérience aujourd'hui. Si je n'ai pas eu l'honneur de parcourir tous les volumes de l'œuvre, je peux, sans trop me mouiller, vous garantir au moins une chose : on y trouve une montagne impressionnante d'informations erronées

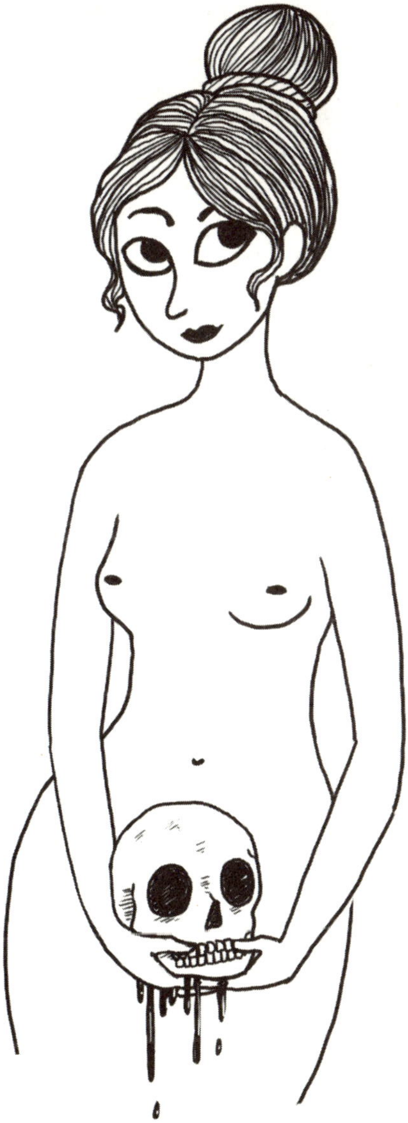

sur les règles. Et quand je parle d'informations erronées, je ne veux pas dire : « haha il a dit que les règles sortaient du nombril au lieu du vagin, la honte », mais plutôt ce genre d'erreur :

« *Difficilement trouvera-t-on rien qui soit aussi malfaisant que le sang menstruel. Une femme qui a ses règles fait aigrir le vin doux par son approche, en les touchant frappe de stérilité les céréales, de mort les greffes, brûle les plants des jardins ; les fruits de l'arbre contre lequel elle s'est assise tombent ; son regard ternit le poli des miroirs, attaque l'acier et l'éclat de l'ivoire ; les abeilles meurent dans leurs ruches ; la rouille s'empare aussitôt de l'airain et du fer, et une odeur fétide s'en exhale.*

Les chiens qui goûtent de ce sang deviennent enragés, et leur morsure inocule un poison que rien ne peut guérir. Bien plus, le bitume, substance visqueuse et collante qui, à une certaine époque de l'année, surnage au-dessus des eaux d'un lac de Judée, nommé Asphaltite, ne se laisse diviser par rien, tant il adhère à tout ce qu'il touche, mais se laisse diviser par un fil infecté de ce virus. Les fourmis même, animal si petit, en ressentent, dit-on, l'influence, rejetant les grains qu'elles portent, et ne les reprenant pas. Ce flux d'une telle virulence revient chez la femme tous les trente jours, et il est plus abondant tous les trois mois. » (XXVIII, 23.)

Imaginez un seul instant que tout ceci se soit un jour révélé vrai. Vous pensez vraiment qu'on vivrait encore dans une société patriarcale aujourd'hui ? S'il suffisait qu'on se promène un peu trop près d'un champ pour réduire à néant les récoltes d'un agriculteur ou qu'on frôle un chien pour en faire une arme fatale, vous croyez vraiment que les femmes auraient continué de se faire marcher sur la gueule pendant des siècles ?

Alors oui, vous allez me dire, deux paragraphes sur trente-sept volumes, ça fait maigrelet. Mais comme je l'ai dit plus haut Pline ne déçoit jamais, et c'est pour ça qu'il ne s'est pas arrêté là. En plus de toutes ces réjouissances, déjà bien gratinées, il ajoute :

> « *Après cela il n'y a plus de limite : la grêle, les tourbillons, la foudre, toutes les tempêtes célestes sont détournées par une femme qui, ayant ses règles, se découvre. Sur mer il n'est pas besoin qu'elle ait ses règles ; il suffit qu'elle se découvre pour calmer l'orage. Quant aux règles mêmes, qui produisent des choses monstrueuses, comme nous l'avons dit en lieu et place (VII, 13), on en tire de sinistres présages. Qu'il nous soit permis d'en rapporter quelques-uns. Si les règlent coïncident avec une éclipse de lune ou de soleil, les maux qu'elles causent sont irrémédiables ; il en est de même quand elles coïncident avec l'absence de la lune : alors le coït est funeste et mortel pour les mâles.* »

Vous avez compris ? La prochaine fois qu'un ouragan s'approche du continent, si vous avez vos règles, il vous suffira de vous mettre à poil pour le stopper net et le renvoyer chez sa mère. Et si vous en avez un peu marre de votre mec mais que vous n'arrivez pas à vous en débarrasser, couchez avec lui pendant vos règles lors d'une éclipse et bye bye le relou, on viendra déposer des tulipes sur ta tombe. Alors oui, bon, les éclipses ça n'arrive pas tous les jours, et pour que nos règles tombent à ce moment précis faut vraiment avoir de la moule, mais eh, c'est déjà pas mal d'avoir cette possibilité en guise d'arme secrète.

Mais rassurez-vous, Pline l'Ancien est plein de ressources et sait aussi nous dire quand les règles peuvent avoir un impact positif sur le monde :

> « *Dans toute autre époque les règles coulant, si la femme fait nue le tour d'un champ de blé, on voit tomber les chenilles, les vers, les scarabées, et les autres insectes nuisibles. Métrodore de Scepsis dit que ce procédé a été découvert, en Cappadoce, à propos de la pullulation des cantharides, et qu'en conséquence les femmes y parcourent les champs avec leurs jupes retroussées. Ailleurs, l'usage veut qu'elles aillent pieds nus, avec la chevelure et la ceinture dénouées, mais il faut prendre garde que cela se fasse au lever du soleil, car la semence se dessécherait. L'attouchement d'une femme en cet état gâte les jeunes vignes, et fait mourir incontinent la rue et le lierre, plantes douées de vertus très puissantes.* »

Mieux encore, le sang menstruel serait doté de vertus médicinales absolument hallucinantes :

> « *Bythus de Dyrrachium prétend que les miroirs ternis par l'aspect de femmes ayant leurs règles redeviennent brillants si ces mêmes femmes regardent ces miroirs par-derrière, et que toute mauvaise influence des menstrues est détruite si les femmes ont sur elles le poisson appelé surmulet. D'un autre côté, beaucoup de gens attribuent des vertus médicinales à une substance aussi malfaisante, assurant qu'on en fait un topique pour la goutte, et que les femmes en cet état adoucissent les écrouelles, les*

parotides, les tumeurs, les érysipèles, les furoncles, les fluxions des yeux. D'après Laïs et Salpé, la morsure des chiens enragés et les fièvres tierces et quartes sont guéries avec de la laine de bélier noir imbibée de sang menstruel, et renfermée dans un bracelet d'argent. » (VII, 13.)

Mais faudrait voir à pas trop pousser dans le sens des femmes, quand même :

« En voilà beaucoup sur la farce de ces purgations : cependant il est encore certain que les abeilles désertent leur ruche touchée par une femme en cet état, que les lins noircissent dans la chaudière, que le fil du rasoir s'émousse dans la main du barbier, que les vases de cuivre touchés contractent une odeur fétide et se rouillent, surtout si la lune est alors à son décours, que les cavales, si elles sont pleines, avortent par l'attouchement, bien plus, par le seul regard de la femme, même de loin, si elle est à sa première menstruation après la perte de sa virginité, ou si vierge elle est alors menstruée pour la première fois. »

Voilà qui est mieux. Si le sujet vous intéresse, les textes de Pline l'Ancien sont disponibles en ligne et une petite recherche accolée au terme « menstruel » vous offrira tout ce qu'il a de plus beau à dire sur le sujet. Il suffit que j'en lise quelques lignes le matin pour être en pleine forme pour la journée. Surtout si j'ai mes règles et que je croise un chien sur le chemin.

Plus sérieusement, il y a de quoi tomber de sa chaise en lisant ce genre de propos et en comprenant qu'ils ont non seulement été considérés comme des vérités, mais que c'étaient des croyances étendues qui se sont perpétuées sur plusieurs siècles – au cours desquels de nouvelles aberrations venaient régulièrement s'ajouter. Vous avez peut-être déjà entendu parler de cette légende qui raconte qu'une femme ne peut pas faire monter une mayonnaise quand elle a ses règles… Je ne compte plus le nombre de personnes qui me l'ont citée et qui sont encore aujourd'hui persuadées qu'elle est fondée (j'en ai fait l'expérience et je suis ravie de pouvoir vous dire une bonne fois pour toutes que c'est du pipeau).

C'est dire à quel point les hommes ont pu être fascinés et terrifiés par ce liquide qui, je le rappelle, n'est que du sang.

Alors, certes, pendant longtemps, la vision du sang était synonyme de blessure – et donc souvent, de mort –, et il y avait effectivement de quoi en craindre l'apparition. Mais de là à diaboliser à ce point les femmes, à les écraser grâce à des théories fumeuses en s'accrochant à n'importe quel prétexte fabulé pour appuyer sa supériorité et s'assurer qu'on ne les voit jamais comme des êtres humains à part entière, tout de même… ça va pas un peu loin, là, les mecs ?

LE SANG MENSTRUEL, ENNEMI DE LA VIRILITÉ

Le monde occidental n'a évidemment pas le monopole en ce qui concerne les croyances et les mythes qui entourent les règles et les conséquences qui en découlent. L'anecdote que je prends souvent en exemple pour expliquer à quel point un tel tabou peut être dangereux a été relatée par l'anthropologue australien Mervyn Meggitt (1924-2004), qui a passé sa carrière à étudier les aborigènes d'Australie et les tribus de Papouasie-Nouvelle-Guinée. Il raconte l'histoire d'un Néo-Guinéen qui, après avoir découvert que sa femme avait taché sa couverture de sang menstruel, a immédiatement divorcé, de peur d'être influencé par ce fluide néfaste. Ne se sentant toujours pas en sécurité après leur séparation, il a pris une mesure plus radicale en tuant son ex-femme à coups de hache.

La raison qui l'a poussé à commettre un crime aussi violent est que, pour les membres de sa tribu, le sang menstruel était considéré comme étant terriblement nuisible pour les hommes. À son contact, ils pouvaient perdre leur virilité, tomber malade et, dans le pire des cas, mourir – ce qui justifie, bien que ça ne l'excuse en rien, une réaction qui nous semble aujourd'hui démesurée.

La vision du sang menstruel comme représentant un danger pour la virilité a longtemps été répandue dans un grand nombre de cultures à travers le globe. Les Tinne, une tribu native américaine originaire de la région du Yukon, étaient eux aussi persuadés que le sang menstruel contenait l'essence même de la féminité – par conséquent, il ne pouvait pas entrer en contact avec des attributs virils sans en endommager la puissance. Chez les Inuits, par exemple, on pensait que le contact avec le sang menstruel portait malheur pendant la chasse. Ça rejoint tous les mythes, encore une fois largement répandus autour du monde, qui affirment que le sang menstruel a toujours une influence néfaste sur les récoltes, le bien-être du bétail, les ingrédients qui se trouvent dans une cuisine et, globalement, tout ce qui contribue à la pérennisation de la race humaine.

Le sang menstruel détruit tout ce qui nourrit, tout ce qui est puissant, tout ce qui permet aux Hommes de survivre. C'est ce principe qui sert de fondation à toutes les traditions d'isolement observées à travers le monde par les femmes menstruées – tradition encore d'actualité dans certaines cultures et religions, soit dit en passant. De tout temps, on a réduit les femmes à leur statut de génitrices, et, pourtant, on considère la vue du fluide qui sert de preuve de cette fertilité comme quelque chose de monstrueux. Les premières règles sont souvent célébrées parce qu'elles sont la preuve de l'accès de la jeune fille au statut de future mère, mais une fois cette étape passée, on ne veut plus en entendre parler et on ne s'intéresse à elle que si elle réussit à remplir son rôle de reproductrice.

Ça a du sens. Du moins, ça en a eu, avant qu'on ne devienne le peuple civilisé qu'on se vante d'être aujourd'hui : si une femme a ses règles, c'est qu'elle n'est pas enceinte. Par conséquent, c'est qu'elle a échoué dans son rôle et sa mission. Avant qu'on en arrive à parler de surpopulation, avant qu'on comprenne qu'il n'est plus utile de pondre tous les deux ans pour s'assurer que la race humaine ne s'éteigne pas, ça avait du sens. Les femmes avaient moins souvent leurs règles parce qu'elles étaient plus souvent enceintes et qu'elles allaitaient plus longtemps, ce n'était pas aussi répandu d'avoir ses règles tous les 28 jours en moyenne comme ça l'est aujourd'hui, donc forcément, ça n'avait pas le même impact. En effet, si une femme allaite régulièrement, le retour de couche (des règles et de l'ovulation, donc) peut être retardé – c'est dû à l'augmentation de la prolactine, l'hormone liée à l'allaitement. Si, en plus, on ajoute à ça la pression de devoir impérativement accoucher d'un héritier mâle qui survive aux dures conditions de vie de l'époque, y avait de quoi faire la gueule quand on retrouvait une tache de sang sur ses draps, effectivement. Bonjour la pression pour les meufs de l'époque, merci les mecs.

En lisant tout ça, aujourd'hui, on en rit, on se dit que « hahaha, qu'est-ce qu'ils étaient cons nos ancêtres quand même, quelle belle bande de branques », mais ce qu'on oublie c'est que tout ce qu'on pense des règles aujourd'hui (entre autres, je ne vais pas me lancer dans un discours sur la condition de la femme et sa représentation aujourd'hui et encore moins sur la dictature de la virilité) est directement lié à des siècles et des siècles de croyances similaires. Si on a été capables d'évoluer sur plein de sujets à la vitesse de la lumière, il y a d'autres questions sur lesquelles nous sommes terriblement lents – et le rapport aux menstruations en fait parti. Si on continue à fuir les discussions qui en parlent actuellement, si on persiste à en avoir honte, à ressentir du dégoût à leur simple évocation, c'est justement parce que nos ancêtres, ces branques, ont baigné trop longtemps dans ces croyances et qu'elles se sont instillées en nous au fil des générations pour devenir ce tabou que l'on connaît aujourd'hui.

Ça ne sort pas de nulle part, et si on peut se vanter de ne plus avoir envie de tuer sa femme à coups de hache quand elle saigne dans le lit conjugal, faudrait voir à pas trop s'envoler non plus dans ses grands discours d'évolution. Parce qu'on en est encore là. D'une autre façon, à un autre degré, mais on y est encore, et y a franchement pas de quoi être fier. Quand on voit des gamines chialer dans les toilettes de l'école parce qu'elles ont eu leurs premières règles au mauvais moment, que quelqu'un a vu une tache sur leur pantalon ou qu'on a simplement hurlé : « haha ! t'as tes règles ou quoi ? Ah, dégueulasse, elle a ses règles ! » par seule envie de l'humilier, il n'y a vraiment pas de quoi se vanter d'être plus avancé que Pline l'Ancien et ses chiens enragés.

C'est pour ça qu'il est dangereux, d'une certaine façon, de chercher à trop se distancier de son passé et des agissements de ses ancêtres. Parce que si nous ne sommes pas directement responsables de leurs actions, nous en descendons néanmoins et nos principes découlent des leurs – ce n'est pas parce qu'ils sont moins violents, moins criminels et moins ignorants que leur influence n'est pas moins néfaste pour autant. C'est trop facile de se dédouaner en se proclamant meilleur que son arrière-arrière-arrière-grand-oncle. Même si, effectivement, c'est très bien qu'on arrête de tuer, piller et anéantir des populations pour tout et n'importe quoi, mais il y a toujours mieux à faire, et ce n'est pas uniquement la responsabilité des générations futures. Ça commence dès maintenant, là, tout de suite, en changeant quelques mots de vocabulaire, quelques réactions épidermiques, en prenant le contrôle sur ce qu'on considère comme acquis, normal et naturel, et en acceptant de se remettre en question.

Et oui, c'est très bien qu'on ait cessé de croire que le contact avec du sang menstruel peut pousser un pénis à se flétrir et à tomber en cendres, mais ça va un peu plus loin que ça. Les implications aujourd'hui sont plus subtiles et plus insidieuses, mais découlent des mêmes peurs archaïques, donc envoyez bouler vos ancêtres et leurs âneries et participez activement à la réécriture du discours sur les règles, petit à petit, jusqu'à ce que les futures générations puissent, à leur tour, se foutre de nous et de nos petits cerveaux étriqués.

L'idée que mes enfants ou mes petits-enfants puissent se foutre de moi parce que j'ai pu croire un jour que les règles étaient honteuses me remplit de joie, personnellement. J'aimerais qu'ils aient la même réaction face à mon travail que celle que j'ai quand je pense aux batailles menées pour le droit de vote des femmes ou le droit à l'avortement, des notions qui me paraissent si évidentes aujourd'hui que je n'imagine pas mon monde sans elles.

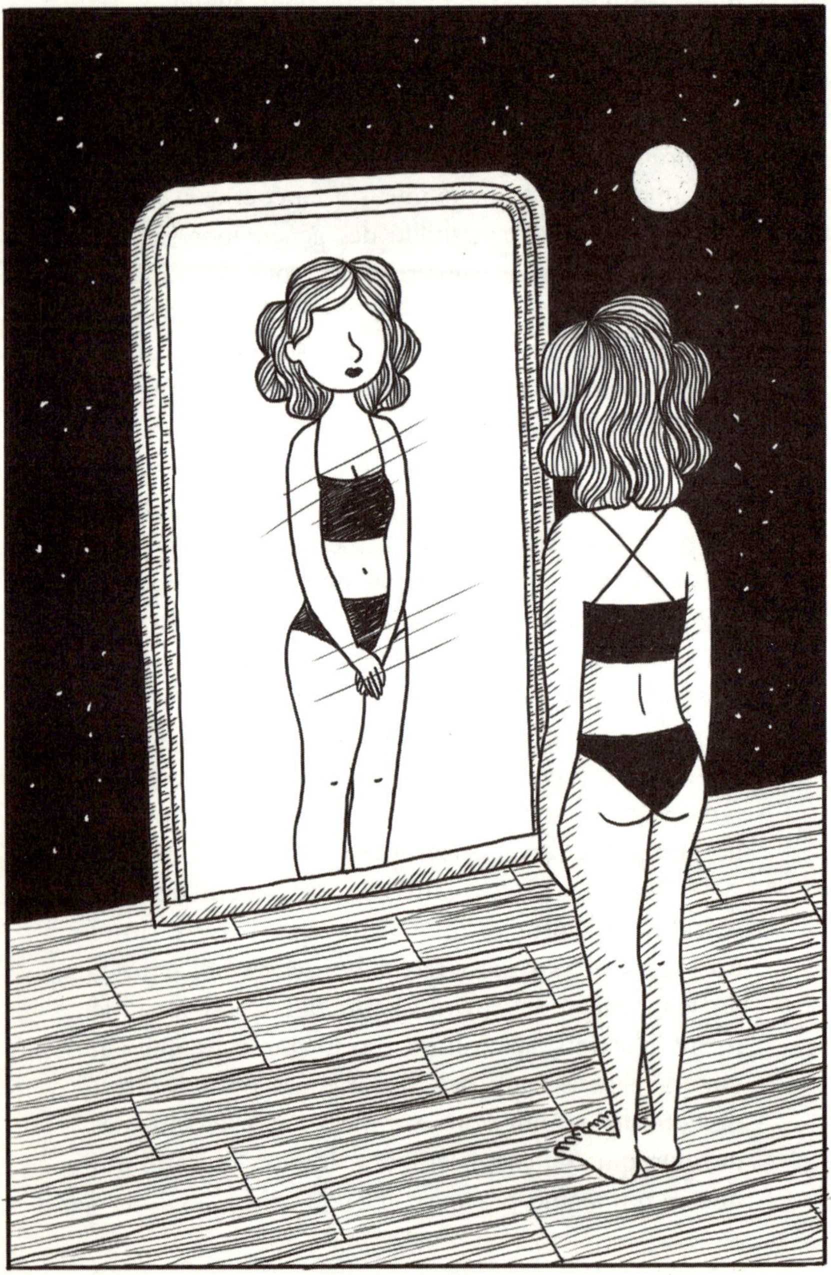

Chapitre 4

Les règles dans la société

POURQUOI CE TABOU

C'est la question à un million : pourquoi diable les règles sont-elles encore un tabou ? Pourquoi a-t-on encore un mouvement de recul lorsqu'elles sont abordées ? Pourquoi sont-elles encore utilisées pour justifier le statut inférieur des femmes ? Pourquoi les gens sont-ils encore si nombreux à les voir comme quelque chose d'impur, parfois même inconsciemment ?

Pour répondre à cette question, il faut l'aborder sous différents angles, pour tenter de démêler le nœud que des siècles et des siècles de croyances ont fini par créer dans nos esprits et nos cultures.

D'un point de vue strictement féministe, c'est une évidence : étant considérées comme une fonction uniquement féminine, les règles représentaient donc le prétexte ultime pour justifier l'infériorité de la femme et installer ce fameux système patriarcal dans lequel on vit depuis, oh, pratiquement la nuit des temps. C'est un merveilleux outil de dévalorisation – on peut y planquer suffisamment de prétextes plus ou moins plausibles pour justifier une telle campagne contre les femmes. Impureté, faiblesse, mysticisme, maladie, on peut tout mettre sur le dos de cette fonction corporelle puisqu'elle ne peut être comparée à rien d'autre dans le corps de l'homme. De plus, elle permet de renforcer l'image de la femme comme étant « autre », une anomalie, un homme raté – et donc inférieure.

Simone de Beauvoir l'expliquait déjà très clairement dans *Le Deuxième Sexe* :

« De même que le pénis tire du contexte social sa valeur privilégiée, de même c'est le contexte social qui fait de la menstruation une malédiction. L'un symbolise la virilité, l'autre la féminité : c'est parce que la féminité signifie altérité et infériorité que sa révélation est accueillie avec scandale. »

Après tout, encore aujourd'hui dans certaines cultures, avoir une fille est considéré comme un échec (qu'on met, évidemment, sur le dos de celle qui lui a donné naissance, sinon c'est pas marrant).

D'un point de vue culturel, les menstruations sont un prétexte idéal pour exclure les femmes de la vie en société. De nombreuses cultures (et religions) imposent encore aux femmes de s'isoler pendant leurs règles et tout contact avec une femme menstruée peut avoir des conséquences désastreuses sur les hommes – ils sont contaminés, impurs, et perdent leur précieuse virilité en entrant en contact avec le sang menstruel.

Une femme qui a ses règles est dépossédée peu d'avantages qui vont avec son statut, et ne peut plus participer à la vie en communauté. Elle ne peut se joindre aux autres femmes dans la cuisine, ni travailler (parce qu'elle risque de contaminer les récoltes ou le bétail), et ne peut pas non plus assumer son rôle d'épouse, parce que le sexe pendant les règles comporte de trop nombreux dangers pour son mari. Dans certains cas, elle ne peut pas non plus entrer dans leur lieu de culte, toujours à cause de son impureté qui ne la rend pas apte à honorer leur(s) divinité(s). Les femmes sont donc privées de parole, de contact, de prière, et ce tous les mois. Leur féminité est punie et sans cesse traitée comme un affront, présentée comme une tare dont elles doivent constamment payer le prix.

Finalement, la seule réaction autorisée pendant les règles, c'est le silence. Peu importe la culture, il faut que les règles soient tues, qu'elles soient aussi discrètes que possible et qu'elles ne dérangent personne. Résultat des courses, chaque génération reproduit les mêmes erreurs, se transmet les mêmes croyances et mythes, et les problèmes qui y sont liés persistent sans être jamais abordés parce qu'après tout, ça relève de l'intime, que la culture et la société l'imposent, et qu'il y a des évidences qu'on ne remet pas en question. C'est ainsi, et il n'y a pas de raison que ça change. Nombreuses sont les femmes qui l'ont accepté sans même se poser de questions et qui n'hésitent pas à tuer toute envie de changement dans l'œuf, parfois sans s'en rendre compte, lorsqu'une jeune fille de leur entourage commence à émettre l'idée que les choses puissent un jour se passer autrement.

Ce sont les mères qui encouragent leur fille à souffrir en silence, qui leur disent que c'est normal d'avoir mal mais qu'il ne faut pas en faire tout un plat. Ce sont les grand-mères qui froncent les sourcils face à leurs petites-filles qui manquent de discrétion pendant cette période. Les pères qui se bouchent les oreilles quand le sujet est abordé, ou qui rechignent à aller acheter le matériel nécessaire en cas de pénurie. Ceux qui rougissent quand leur fille en parle ou qui les envoient parler à leur mère ou à la femme adulte la plus proche plutôt que d'accepter que ça fasse partie de leur rôle, en tant que parent. Ce sont tous les membres de la famille et de l'entourage proche qui font des blagues, des grimaces, des sous-entendus qui mettent mal à l'aise et qui rappellent, sans cesse, que les règles sont honteuses, source de problèmes ou de dégoût, et qui s'en servent pour rabaisser les femmes.

QUAND LES FILLES NE CONNAISSENT PAS LEUR PROPRE CORPS

En faisant des recherches sur ce que l'être humain connaît des règles, je suis tombée sur des dizaines et des dizaines d'articles sur les règles dans l'antiquité, au Moyen Âge, à l'époque de nos grand-mères et celle de nos mères. J'ai entendu parler des fameux harnais, ancêtres de nos serviettes hygiéniques jetables d'aujourd'hui, des premiers tampons utilisés dans l'Égypte ancienne et de toutes ces choses qui nous paraissent aujourd'hui si lointaines, pour ne pas dire totalement inconnues.

Du coup, je me suis demandé si toute cette époque était vraiment révolue et si on pouvait décemment se permettre de moquer gentiment l'ignorance de nos ancêtres. C'est ainsi que je suis tombée dans un merveilleux vortex qu'on appelle « les forums santé » sur Internet, à la recherche de sujets sur les premières règles et de témoignages plus récents de jeunes femmes de ma génération et des filles prépubères qui se posent des questions. Et là, je suis véritablement tombée de l'armoire. Moi qui pensais naïvement qu'il nous manquait certainement quelques notions, je me suis aperçue de l'étendue de l'ignorance des jeunes filles sur le sujet.

J'ai passé des heures à lire des pages et des pages de témoignages tous plus aberrants les uns que les autres, datant de 2010 à nos jours, et j'ai constaté qu'encore aujourd'hui, malgré notre statut de pays développé, notre accès quasi illimité à la culture et à toute forme d'informations, les personnes en âge d'être menstruées ne savent rien du processus ou même de leur anatomie.

Pire encore, elles sont extrêmement nombreuses à ne pas oser en parler à leur mère, allant même jusqu'à leur cacher l'arrivée de leurs règles des mois après leur apparition (note aux parents : même si vous pensez avoir élevé vos enfants dans un contexte qui facilite la communication, ne partez pas du principe qu'ils vous parleront de ces choses-là d'eux-mêmes, mieux vaut aborder la question dès les premiers signes de la puberté et tuer tout complexe dans l'œuf, histoire de dissiper tout doute possible).

Pour vous donner une idée de ce qui se trame dans l'esprit de ces jeunes ados, voici un petit florilège de ce que j'ai pu trouver sur ces forums.

Vous pensez que votre fille va s'adresser à vous pour obtenir ses premières protections ? Faux, elle ira peut-être taper dans le matos de votre chien :

> « *J'en ai parlé à ma meilleure amie le lendemain de mes premières règles (j'avais réussi à obtenir quelques serviettes car ma chienne était en chaleur…) et elle m'en a donné quelques-unes pour compléter.* »

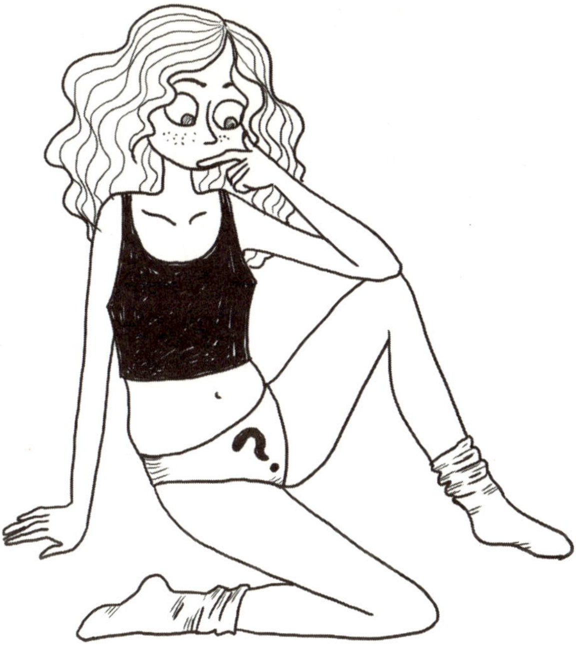

(Note : Si le rapport entre serviettes et chienne en chaleur vous perturbe, laissez-moi éclaircir ce mystère rapidement : pendant les périodes de chaleur, les chiennes ont parfois des pertes de sang vulvaires. Ce ne sont pas des règles, mais ça nécessite effectivement d'user de serviettes spéciales pour éviter que l'animal n'en répande partout dans la maison.)

Et si elle n'arrive pas à vous le dire en face ?

« Moi j'ai mis sept mois à le dire à ma mère… J'ai trouvé la technique : tu lui annonces au téléphone et quand tu rentres chez toi, tu fais comme s'il ne s'était rien passé. »

Vous possédez un utérus, vous avez accouché d'un enfant ayant lui-même un utérus – vous vous attendez en toute logique à ce que les règles débarquent à un moment dans sa vie, et vous pensez sans doute que c'est évident pour lui aussi. Pas de raison d'avoir honte, ça vous fait au moins une chose en commun, pas vrai ? Faux.

> « *Perso, ça m'est arrivé chez une amie, et j'ai pas osé lui dire ! Je suis restée debout jusqu'à ce que ma mère vienne me chercher… Ensuite, direction la salle de bains ! Au début c'était horrible, je tachais toujours mes pantalons car j'avais un flux abondant et des mauvaises protections… Ma mère s'en est rendu compte en découvrant les culottes tachées que je cachais ! La honte ! J'osais pas lui dire !* »

On s'attend forcément à ce que les premières règles mettent mal à l'aise au départ, tout est fait pour qu'on en ait honte, qu'on soit terrifiées à l'idée de tacher nos vêtements, que nos camarades s'en aperçoivent… Mais je suis tombée des nues en comprenant que de nombreuses jeunes filles ressentaient cette honte également vis-à-vis de leur propre mère.

Pourtant, rien dans leurs messages n'indiquait qu'elles entretenaient des rapports conflictuels avec leurs mères ou qu'elles évoluaient dans un contexte culturel délicat – au contraire, lorsque d'autres utilisatrices leur posaient la question, elles insistaient sur le fait qu'elles avaient une relation « normale » avec leur mère (à comprendre, elles cohabitent avec elles, communiquent, mais ne partagent pas toute leur intimité à la table du dîner non plus). D'ailleurs, c'est ainsi que certaines l'expliquaient :

elles n'avaient pas envie d'inclure leur mère dans leur intimité, et jugeaient que c'était un aspect purement privé de leur vie et qu'elles ne voulaient pas que leur mère en fasse tout un plat.

ET LA CLAQUE DANS TOUT ÇA ?

L'une des traditions à laquelle on fait le plus référence lorsqu'on aborde le sujet des menstrues en France est celle de la claque des premières règles.

Je connais beaucoup de femmes qui se sont mangé une tarte bienveillante à l'annonce de leurs premières règles, que ce soit de la part de leur mère ou de leur sœur (ça se fait toujours d'une femme à l'autre, et plus précisément d'une aînée à l'autre). Certaines se plaignent même parfois de ne pas l'avoir reçue et d'avoir, du coup, raté un événement important dans leur vie de femme.

Lorsque j'ai essayé de comprendre d'où venait cette tradition, on m'a répondu un peu tout et n'importe quoi – beaucoup pensent que c'est une question de culture régionale. J'ai lu des témoignages venant du Maghreb, de la Réunion, du Nord-Pas-de-Calais, de la Bretagne, du Portugal, de l'Italie ou encore du Périgord – difficile donc d'en établir l'origine fixe. Au final, personne n'arrive à se mettre d'accord ni sur l'origine de cette tradition, ni sur la raison de son existence.

Parmi les explications des personnes qui en ont reçu une, on trouve une grande variété d'hypothèses. Certaines personnes disent que c'est pour conjurer le mauvais sort, chasser les mauvais esprits et célébrer l'entrée dans l'âge adulte. Un rituel qui est, encore une fois, réservé aux femmes, et qui renforce l'idée qu'elles ont quelque chose de maléfique que les hommes n'ont pas et méritent une protection supplémentaire, parce qu'elles sont plus sensibles au « mal » – on en revient toujours à l'histoire d'Ève et du fruit défendu, et on continue à payer pour son péché originel.

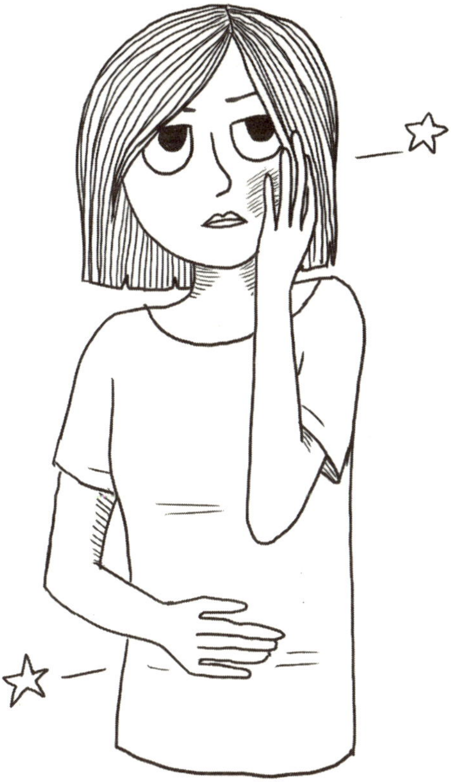

L'explication qui pour moi a le plus de sens est que la claque que l'on reçoit lors de ses premières règles symbolise le passage à l'âge adulte. C'est la dernière claque qu'on recevra, puisqu'on ne sera plus traitée comme une enfant à partir de ce jour, et qu'on sera désormais considérée comme une femme et non plus comme une enfant. Ça reste douteux à bien des égards – qu'on prenne l'angle de l'utilisation des châtiments corporels comme punition ou du passage du statut d'enfant à femme par les règles –, mais il y a une logique plutôt solide dans cette interprétation de la tradition.

En lisant les témoignages des femmes qui se confiaient sur la claque liée aux règles, j'ai constaté que beaucoup racontent cet événement comme un moment extrêmement émouvant, allant même jusqu'à parler de souvenir précieux.

> *« Ma maman m'a dit : "C'est la dernière gifle que je te mettrai, car tu es une femme maintenant." Quand elle me l'a mise, j'ai eu les larmes aux yeux et quand elle m'a dit que j'étais une femme, j'étais très fière. »*

À la lecture de ces mots, je n'ai pu réprimer un frisson devant le caractère terriblement insidieux de cette tradition qui, si elle se perpétue avec les meilleures intentions du monde, continue à propager quelque chose qui, à mon sens, reste gravement problématique.

D'autres ont d'ailleurs témoigné de l'influence néfaste d'une telle coutume :

> *« Moi quand ma fille aînée a eu ses règles elle ne me l'a pas dit pendant plusieurs mois parce qu'elle*

avait des copines qui lui avaient parlé de cette coutume de donner une gifle, et elle avait vraiment peur de se prendre une baffe. C'est dommage… »

Celles qui ont eu droit à cette claque n'ont d'ailleurs pas toujours l'intention de faire perdurer la tradition dans leur famille :

« Ça m'est arrivé, ainsi qu'à toutes les femmes de ma famille, va savoir pourquoi… Mais une chose est sûre c'est que cette "tradition" ne perdurera pas chez moi, je ne me vois pas mettre une tarte à ma fille juste parce qu'elle a passé une étape de la vie, je trouve ça stupide. »

Mais même quand certaines mères essayent de renverser la tendance, les filles, sous l'influence du reste de la société et de ce qu'elles peuvent entendre à droite à gauche, font trois pas en arrière :

« Personnellement, ma mère m'a gratifiée d'un "Tu sais tu n'es pas encore une femme", à vrai dire j'étais tellement sidérée que je l'ai fait répéter pour être sûre… Ça fait longtemps maintenant, mais je me demande toujours si c'est pas le contraire qu'on aurait dû me dire… »

Pour en revenir à la claque, je ne peux m'empêcher de déplorer le fait que ce soit aussi répandu. Permettez-moi donc de vous faire cette requête : pitié, ne mettez pas de tartes à vos enfants, surtout quand ils viennent vous dire qu'ils ont leurs premières règles. Arrêtons d'associer règles et violence, ce serait pas mal comme première étape.

Doit-on absolument marquer le coup ? Non. Peut-on le faire quand même ? Bien sûr, pourquoi pas, mais, à mon sens, la seule personne à pouvoir en décider, c'est l'enfant dont il est question. Vous avez envie de lui offrir un cadeau, de faire une fête, de l'annoncer à toute la famille ? Posez-lui d'abord la question. Si son refus provient d'un sentiment de honte, ce n'est pas en lui imposant une célébration que ça va changer les choses, en revanche ça peut être cool d'en discuter calmement, sans en faire une affaire d'État. Et si l'enfant a envie d'organiser un bal en l'honneur de ses premières règles, eh ben pourquoi pas, après tout. Mais donnez la parole aux personnes visées, avant toute chose. Ils ont sûrement plein de choses à dire sur le sujet, sans forcément oser l'aborder.

Difficile d'établir une règle d'or en ce qui concerne cette étape de la vie, tous les arguments sont bons à entendre. D'un côté, il y a ceux qui aimeraient qu'on cesse d'en faire une affaire d'État, de l'autre ceux qui voudraient la célébrer de façon positive. C'est comme pour tout, il n'y a pas de taille unique, chacun s'adapte aux besoins des individus concernés – et ce n'est pas parce qu'une formule a fonctionné pour nous qu'on doit nécessairement la reproduire sur la génération suivante sans se poser de questions, et sans leur poser la question. On sous-estime grandement la capacité des enfants à parler de leurs émotions et de leur ressenti face à ce qui se passe en eux et autour d'eux, et il y a sûrement beaucoup à gagner à établir un vrai dialogue dans la continuité, un lien solide entre chaque génération pour que tout le monde puisse avoir un espace d'expression constructif et positif.

Ce qui ne veut évidemment pas dire qu'on n'a pas le droit à l'erreur, on peut tous se planter, mais l'important c'est néanmoins de pouvoir en discuter, même après coup. Histoire d'essayer de comprendre ce qui a raté, même quand l'intention était totalement positive et constructive.

Devient-on femme quand on a ses règles ?

D'autres encore disaient qu'elles redoutaient le discours : « Ah, tu es une femme maintenant ! » suivi de l'annonce à toute la famille. Elles ne voulaient surtout pas que ça prenne une telle ampleur – ce qui est, quand on y réfléchit deux minutes, parfaitement compréhensible. Mais la principale raison derrière cette pudeur reste quand même la honte. La honte de voir le père (et potentiellement les autres figures masculines de la famille) changer de regard sur elles, de rentrer dans la grande spirale des discours sur le corps qui change, la sexualité, les enfants, les responsabilités adultes, la contraception… La majorité des filles pubères ayant leurs règles autour de onze-treize ans, ça n'a rien d'étonnant – il y a déjà tellement à gérer à cet âge-là, tout change si vite, si fort, tout est hors de contrôle, et l'idée qu'on puisse foutre un plus grand bordel dans tout ça a effectivement quelque chose de terrifiant.

J'ai d'ailleurs été choquée de voir combien de jeunes filles perpétuaient le discours sur les règles et la féminité. Quand de jeunes utilisatrices venaient poser des questions sur leurs premières règles, dans le but de comprendre ce qui leur arrivait, d'autres se réjouissaient à l'idée de les accueillir dans « le monde merveilleux des femmes ». On leur répondait :

« Tu es une femme, maintenant ! » ou « Ça veut dire que tu es une grande, bienvenue au club ! »

Certaines se le disaient à elles-mêmes, commençant leur message en se plaignant de leurs règles et concluant sur un joyeux « mais bon, au moins ça veut dire que je suis une femme, maintenant » ! Or, c'est un discours problématique sur bien des aspects. D'abord parce qu'il touche de jeunes personnes en pleine construction qui n'ont parfois pas encore quitté les bancs de l'école primaire, ou bien tout juste. Comment peut-on décemment dire à une enfant de dix ans qu'elle est devenue femme du jour au lendemain grâce à une tache dans sa culotte ?

Ensuite, se pose la question du genre. Réduire les règles à une question de femme, et l'accès à la féminité par les règles, c'est exclure complètement les personnes transgenres du discours. Une femme transgenre, qui par définition a été assignée mâle à la naissance à la vision de ses organes génitaux, n'a pas d'utérus. Par conséquent, elle n'aura jamais ses règles. Est-ce que ça signifie qu'elle est moins femme que les autres ? Ça ne devrait pas être le cas. Dans le sens inverse, un homme transgenre, qui est né avec un utérus et qui a donc ses règles à la puberté ne deviendra pas « femme » comme par magie parce qu'il a ses règles – il restera homme, qu'il choisisse ensuite de passer par des procédures médicales supprimant cette fonction ou non.

Et, à côté de ça, on peut également parler des personnes non binaires, dont le genre se situe quelque part au milieu du spectre et qui ne se considèrent ni totalement femme, ni totalement homme, mais également des femmes cisgenres (assignées femmes à la naissance et en phase avec leur identité de genre) qui n'ont pas ou plus leurs règles pour des raisons médicales. Si ce sont les règles qui font les femmes, c'est qu'on a une vision bien réduite du genre et de la biologie humaine.

Pour en revenir à mes histoires de forum, j'ai été bien heureuse de constater que la question de la féminité travaillait les filles dès le plus jeune âge. Qu'est-ce que signifie « être une femme » ? Quand devient-on femme ? Là encore, les réponses sont variées et font sourire (parfois un peu jaune, cependant).

Pour certaines, c'est clair : « On est vraiment une femme à partir du moment où on a des rapports sexuels. » Pourtant, là encore, c'est flou. Certaines personnes ont des rapports sexuels très tôt, et cela ne les extrait pas totalement de l'enfance ou de l'adolescence pour autant. Et quid des rapports sexuels non consentis ? Difficile d'établir une vraie règle basée sur l'activité sexuelle en lien avec l'accès au statut de femme.

Pour d'autres, c'est plus conceptuel : « En fait, on est femme à l'âge adulte. Et je nuancerais en disant qu'on est réellement femme qu'en étant indépendante. » Qu'est-ce que l'âge adulte ? La majorité, à dix-huit ans ? Et que dire des adolescents forcés de prendre leur indépendance plus tôt à cause d'un climat familial conflictuel ? De ceux qui s'émancipent plus tôt que les autres ? Est-on encore un enfant si on vit toujours chez ses parents à vingt-cinq ans, même en étant majeur et en ayant une vie sexuelle ?

On s'égare, on s'égare… Revenons-en donc aux règles, et continuons à chercher ce lien. Une utilisatrice suppose : « Oui, les filles, mais je veux dire par là qu'à partir du moment où on a nos règles on est plus matures… non ? » Il y en a qui ont leurs règles depuis quinze ans et qui ne sont pas matures pour autant, alors là encore, qui croire ? Qu'en dire ? Qu'en penser ? Des pages et des pages de débats se suivent pour essayer de trouver la clé et la réponse unique à la question : qu'est-ce qui fait de nous une femme, et est-ce que ça a un lien avec les règles, oui ou merde ?

L'une d'entre elles tente alors de simplifier : « Moi je les ai eues à treize ans et demi, mais quand on a ses règles on devient une femme physiquement, c'est tout. » C'est peut-être la meilleure réponse, finalement. Avoir ses règles, c'est être capable physiquement de se reproduire, d'enfanter, de donner la vie et toutes ces belles choses avec lesquelles on nous bassine pour nous convaincre que nous sommes des êtres merveilleux et miraculeux (ne dites pas trop fort que vous ne voulez pas d'enfants cependant hein, ce serait bouder votre nature profonde et il n'y a pas pire offense !). Si on peut encore débattre de l'idée du « devenir femme », on peut au moins en tirer une conclusion pas trop bancale : les règles provoquent un réel changement sur le plan biologique, mais pas nécessairement sur le plan cérébral.

Oui, le corps change à ce moment-là, oui, il débloque de nouvelles fonctions, comme quand on passe un niveau secret dans un jeu vidéo et, oui, un grand pouvoir implique de grandes responsabilités. Mais de là à en faire tout un foin parce que la vie change du tout au tout, qu'on attendra plus de nous, qu'on doit délaisser nos poupées et nos petites voitures, faudrait voir à pas trop déconner non plus. Aucune fonction corporelle n'a le pouvoir de nous imposer un changement aussi radical.

J'ai noté un autre témoignage qui m'a légèrement fendu le cœur à propos de ce changement et des responsabilités impliquées – celui d'une jeune fille qui disait que la seule réponse de sa mère à l'annonce de ses règles, après l'explication sur l'utilisation des serviettes hygiéniques, avait été la phrase : « Il va falloir faire attention, maintenant », sans développer plus que ça. La jeune fille a bien compris le propos sous-jacent, qui était très certainement un avertissement sur les risques de grossesse, mais il y a quelque chose d'immensément triste dans cet avertissement qui semble pourtant si normal et naturel. Ça pose un peu le ton pour les années à venir : la responsabilité repose sur les épaules des filles, ce sont à elles de faire attention, de prendre les précautions nécessaires, de se protéger, tant physiquement qu'émotionnellement, tant pendant leurs rapports que dans leurs relations, et leur évolution dans l'espace public.

Alors, je ne doute pas que les parents de garçons leur servent aussi un discours à base de « va pas mettre une fille enceinte tant que t'es pas prêt », mais ça vient généralement à l'âge des premiers flirts – alors que l'avertissement servi aux filles, s'il est lié aux premières règles, peut survenir alors même que l'idée même d'embrasser un autre être humain sur la bouche (!) avec la langue (!!!) semble complètement aberrante.

Il y a évidemment des exceptions (j'en suis la preuve, j'ai été élevée dans un environnement sans tabous, j'ai pu poser toutes les questions que je voulais sans gêne et j'ai toujours eu des réponses claires et honnêtes et jamais on ne m'a parlé de « devenir femme » par l'activation d'une fonction corporelle nouvelle), mais si mes recherches sur les forums français constituent un bon échantillon, on a effectivement de quoi grincer un peu des dents.

Les conséquences du manque d'informations

On est bien vite rentrés dans des questionnements sociologiques profonds avec ces histoires de forums, hein ? Bon, alors revenons-en à des questions plus concrètes. Il est évident que des jeunes ados de treize ans se retrouvent en difficulté face à des questions telles que « quand devient-on femme ? », mais pour le reste, tout roule, non ? L'anatomie, les protections hygiéniques, tout ça, avec Internet maintenant, il n'y a plus de doutes et ça coule de source, pas vrai ? Si c'est réellement ce que vous pensez, alors comme moi, vous allez tomber de haut.

Saviez-vous par exemple qu'encore aujourd'hui, de très nombreuses jeunes filles sont toujours persuadées qu'elles peuvent être dépucelées par un tampon ? À toutes fins utiles, j'en profite donc pour le rappeler ici et insister lourdement sur cette information : non, on ne perd pas sa virginité avec un tampon. Avant même de parler de la virginité comme une construction sociale, d'un point de vue anatomique, c'est assez peu probable. L'hymen ne recouvre pas la totalité du vagin – sinon le sang ne pourrait pas s'écouler, c'est logique. De plus, chaque hymen est unique, comme les vagins et les vulves.

Il peut être déjà un peu troué, plus ou moins écarté, ça peut être dû à une activité sportive intensive ou tout simplement à un coup du hasard, certaines personnes naissent sans hymen, bref, les possibilités sont multiples.

Est-ce qu'on dirait d'une jeune fille qui pratique l'équitation qu'elle a perdu sa virginité sur son cheval ? Peu probable. La virginité se perd lors d'un premier rapport sexuel – et ce n'est pas forcément lié à l'intervention d'un pénis, parce qu'on ne dira pas d'une femme lesbienne qui n'a eu que des partenaires sexuels féminins qu'elle est vierge. Les sexualités sont multiples, bien plus qu'on le croit généralement à cet âge-là d'ailleurs, et chacun voit midi à sa porte. Le plus important, c'est le consentement – le reste, ça ne regarde que les personnes concernées.

Pourtant, le lien entre tampon et virginité perdure encore aujourd'hui et les jeunes filles sont obsédées par leur virginité (que ce soit par la perte ou la conservation à tout prix de cette dernière, une chose est sûre, c'est une affaire très très sérieuse). Pour la plupart d'entre elles, il faut attendre le premier rapport sexuel pour passer aux tampons.

> *« Il ne faut pas mettre de tampons jusqu'à ce qu'on l'ait déjà fait. Vous voyez de quoi je parle… Ça peut dévierger ! »*

(Oui, « dévierger » est un terme très utilisé chez les utilisatrices de ces forums.)

Si ça fait peur à certaines, d'autres le voient comme un moteur pour enclencher la suite des événements.

« Moi, j'ai lu un article sur le net disant que si une femme n'arrive pas à mettre de tampon, alors jamais elle n'aura de relation sexuelle ! C'est sûrement faux, mais n'empêche que ça m'a motivée pour le mettre… »

Se forcer à utiliser des tampons pour préparer son vagin de peur qu'on ne puisse jamais avoir de relations sexuelles n'est pas une façon bien saine d'appréhender son propre corps et sa sexualité.

Heureusement, d'autres membres sont là pour prodiguer de sages conseils aux jeunes filles qui peinent à insérer leur premier tampon :

« Si vous êtes vierges, prenez des tampons pour les filles vierges. D'abord vous vous accroupissez un peu, vous vous détendez bien, et après vous allez dans votre utérus et vous mettez vos tampons un peu en verticale ! »

…

Je crois que c'est précisément à la lecture de ce commentaire que je suis tombée de ma chaise. Il n'y a rien qui va. D'abord, les tampons pour filles vierges… ? C'est marqué dessus ? J'aurais donc raté ça au Monop' du coin toutes ces années ? Ensuite, si tu arrives à enfoncer un tampon jusque dans ton utérus, la préservation de ton hymen est bien le dernier de tes soucis. Et enfin, pour finir : le vagin n'étant pas un tube vertical, ça ne sert à rien de l'enfoncer tout droit, au contraire, mieux vaut l'enfoncer en direction du coccyx – sinon tu vas pas réussir à aller bien loin.

Ce conseil a pourtant été accueilli par des remerciements de la part des novices, qui ont promis d'essayer cette technique. Une autre a fait part d'un problème bien plus gênant :

> *« NON, pas de tampons ! Ça me fait trop peur. Et puis, je sais même pas où est mon vagin… »*

Bon, bah c'est sûr que là, faut tout reprendre depuis le début. Avant la lecture de ces commentaires, j'étais tranquillement perchée sur ma petite planète, persuadée que s'il y avait bien une chose que les jeunes filles savaient, c'était qu'elles avaient un vagin et qu'il était assez facile à trouver (pour l'urètre encore, j'aurais compris…). Et pourtant, non, en France, en 2010-et-des-cacahuètes, des jeunes filles ignorent encore où se trouve leur vagin. Filles et garçons ne savent pas non plus que l'urine ne s'écoule pas par le vagin mais bien par l'urètre, ce qui fait un trou en plus dont peu de gens connaissent l'emplacement – ou même l'existence.

Je pensais avoir touché le fond du problème avec ce constat, mais j'ai continué à fouiller et je me suis aperçue qu'on pouvait aller encore plus loin avec la grande question suivante : peut-on provoquer l'arrivée de ses règles ? Ça paraît évident, pour la plupart d'entre nous : non, évidemment, aucun aspect de la puberté ne se « provoque » volontairement, pas plus que la calvitie ou l'arrivée des premiers cheveux blancs. C'était sans compter sur l'intervention de personnes visiblement bien mieux renseignées que moi, prête à transmettre leurs connaissances aux filles impatientes de voir leurs premières règles débarquer.

Pour certaines, tout est une question d'état d'esprit.

« Je pense que les règles ça arrive une fois que t'es un peu développée physiquement et un peu mature dans ta tête. »

D'autres ont des solutions un peu plus… radicales.

« Conseil d'amie : Si tu veux les avoir maintenant (parce que je trouve que c'est la honte quand tu les as après treize ans), titille-toi l'anus une fois par jour, après avoir humidifié ton doigt, et essaye de l'enfoncer le plus profond possible dans ton vagin (il faut que ça pète). Voilà, bon courage ! Kissous les filles ! »

Je vous laisse une petite minute pour digérer cette information.

Il faut que ça pète.

J'ai bien évidemment cru à une blague, mais l'auteure du post a vivement défendu sa méthode dans les posts suivants, croyant dur comme fer à sa théorie qui aurait fonctionné pour de nombreuses personnes autour d'elle. Ça me semble inutile de le préciser, mais je le fais quand même : **ne faites pas ça chez vous.**

J'en profite pour souligner un autre constat tristounet : les règles sont source de honte même quand on ne les a pas. Il n'y a pas de gagnant à ce jeu, si tu les as, c'est la honte, si tu ne les as pas avant un certain âge (qui varie selon les personnes), c'est la honte aussi. D'ailleurs, la grosse majorité des messages sur ces forums viennent de filles qui se demandent s'il est normal qu'elles n'aient toujours pas leurs règles – ce à quoi celles qui sont déjà réglées répondent très souvent : « Estime-toi heureuse, tu vas vite déchanter quand tu les auras tellement c'est horrible. » Malgré tout, elles se soutiennent et s'encouragent (quand elles ne se conseillent pas carrément de s'enfoncer un doigt dans le vagin jusqu'à ce que ça pète, hein), solidaires dans leur impatience et leur quête de normalité.

> *« Je comprends ce que tu ressens je suis dans le même cas, c'est très chiant parce qu'on se sent inférieure aux autres, on se sent encore petite fille et on aimerait passer à autre chose. Bien sûr tout le monde nous dit de profiter et tout, mais on le voit pas comme ça. »*

Comme je l'expliquais dans mon introduction, je ne comprends que trop bien ce sentiment – avoir ses règles tardivement, c'est effectivement risquer de se sentir exclue de tout un pan de la vie des jeunes ados de notre âge. Ayant été la dernière de toutes mes copines à les avoir, je vois très bien ce qu'on peut ressentir. Mais j'avais oublié à quel point ce questionnement peut vite tourner à l'obsession. Je suis tombée sur des topics de forums dans lesquelles des filles venaient reposer la même question dix fois d'affilée si elles n'avaient pas obtenu de réponse suffisamment satisfaisante, pour être sûres d'avoir un maximum d'informations.

Certaines persévéraient pendant des semaines et des semaines, revenant sans cesse à la charge pour demander encore une fois si ce qu'elles ressentaient était normal, et si elles devaient surveiller l'arrivée de certains signes, si ce qu'elles avaient trouvé dans leur culotte était bien du sang menstruel ou autre chose… Nombre d'entre elles ont d'ailleurs rapporté avoir d'abord cru à un accident de nature gastrointestinale en constatant la présence de taches brunes dans leurs sous-vêtements.

La question de l'apparence des premières règles est d'ailleurs la source de nombreux doutes et inquiétudes. Je ne compte plus le nombre de filles qui ont commencé leur message en disant : « Il y a quelques mois j'ai eu des taches un peu brunes dans ma culotte mais pourtant je n'ai pas mes règles, qu'est-ce que c'est ? » On pourrait croire là encore que c'est une évidence, que le constat est sans appel et ne fait pas l'ombre d'un doute, que le jour où une fille a ses premières règles, elle le sait. Et pourtant, ce serait une erreur. Beaucoup d'entre elles parlent d'écoulements étalés sur quelques mois, tout en précisant toujours « pourtant je n'ai pas mes règles » et demandent ce que ça signifie et si ça annonce l'arrivée de leurs règles – sans comprendre qu'elles sont effectivement bel et bien réglées depuis plusieurs mois.

C'est d'abord parce qu'on s'attend forcément à voir des litres de sang bien rouge s'écouler le premier jour des règles, mais aussi parce qu'on ignore complètement que les règles, sont très irrégulières les premières années que ces erreurs de jugement sont si fréquentes. Si elles savent ce que sont les règles et qu'elles vont finir par arriver, elles ignorent sous quelle forme, quel aspect, à quelle fréquence, ou avec quel débit elles vont se présenter. D'où l'importance, pour les parents, de communiquer clairement sur le sujet, sans craindre de rentrer dans les détails – même ceux qu'on a oubliés depuis longtemps.

Toujours dans le cadre de mes recherches, je suis allée faire un tour à la bibliothèque jeunesse de mon quartier pour voir un peu ce que disaient les guides sur la puberté au sujet des règles et comment ils présentaient la question aux adolescents. Et si j'ai été ravie de constater qu'en majorité le discours est relativement positif et décomplexé, insistant sur le fait qu'il n'y a rien de sale ou de honteux dans les règles, en revanche, j'ai été un peu triste de voir que le sujet était souvent survolé, et qu'il y avait assez peu de détails concrets.

Rien n'est dit sur l'aspect des premières règles, sur la différence de flux, de couleur ou de consistance au fil du cycle – ni sur l'importance d'observer ses écoulements pour vérifier que tout va bien (et rien n'est dit sur les pertes blanches qui sont pourtant le meilleur indicateur de l'état de santé du vagin et qui peuvent en dire long sur le sujet selon leur consistance, leur couleur ou même leur odeur).

L'accent est mis sur l'hygiène et sur l'importance de vivre sa vie normalement, sans avoir peur des petits désagréments du quotidien, et quelques guides conseillent de consulter si les douleurs de règles sont trop intenses (ce qui est extrêmement important), mais j'ai regretté l'absence d'informations « concrètes ». On parle trop peu souvent des vrais détails croustillants. Je dirais aussi que je trouve dommage que les guides genrés ne s'entrecoupent pas, parce que les garçons devraient aussi en apprendre un peu sur la puberté dans l'autre camp pour mieux comprendre et éviter moqueries et préjugés, et inversement, mais là c'est une tout autre question.

Au final, peut-être que tout ça manque d'un peu d'humour. Tout passe toujours mieux avec des blagues, et tout est si grave et si intense à la puberté que ça ne ferait de mal à personne d'apprendre le plus tôt possible à en parler avec légèreté et à en rire un peu.

LES TITRES AUXQUELS VOUS AVEZ ÉCHAPPÉ

Lorsque ce projet est né, l'une des premières épreuves à laquelle mon éditeur et moi avons dû faire face fut celle de lui trouver un titre adéquat. Cela nous a pris plusieurs semaines, pendant lesquelles nous avons épuisé toutes les ressources possibles, y compris mon entourage, à qui j'ai demandé de l'aide et qui a passé de nombreuses heures en terrasse à se creuser le cerveau pour trouver quelque chose de cohérent et de suffisamment clair. Entre deux idées exploitables, les esprits se sont inévitablement échauffés et mes amis sont, disons-le clairement, partis en sucette sur l'autoroute de l'imagination pour tenter de sortir les titres les plus absurdes possible.

Ne voulant pas laisser leur inventivité sans la célébration qu'elle mérite, voici quelques-unes de leurs créations :

- *En vrai, c'est juste du sang*
- *Les règles des règles*
- *Les menstruations… Les menstrues à quoi ?*
- *Les règles : franchement ça va*
- *Règlement intérieur*
- *Les règles mon amie*
- *Un problème non réglé*

- *Soyez réglos avec les règles*
- *Alien 3*
- *La créature de Reglenstein*
- *Reglula*
- *Le flic de Beverlyrègle 3*
- *Ce livre ne parle pas d'équerres*
- *Mon premier est un poisson très plat mon second est un oiseau avec une vue incroyable*
- *Règlipedia*
- *Ah, et donc ça va être ça tous les mois ?*
- *Sang pour sang règles*
- *Qu'est-ce que j'ai fait pour mériter ça ?*
- *La Purge*
- *La coupe est pleine*
- *Les rivières pourpres*
- *La bible des ragnoufs*
- *Les chutes du Niagarègles*
- *Sharknado*
- *Pas de quoi en rougir*
- *Laisse pas traîner ton fil*

(Merci à Dédo, Yacine Belhousse, Lucien Maine et Bozze pour leurs contributions)

DANS LE RESTE DU MONDE

Le 18 décembre 2016, une adolescente de quinze ans a été retrouvée morte au Népal, dans sa hutte menstruelle. Comme tous les soirs pendant ses règles, Roshani Tiruwa s'est rendue dans sa hutte pour y passer la nuit après avoir dîné. Pour se tenir chaud et éloigner les éventuels prédateurs qui pourraient rôder dans les environs, elle a allumé un petit feu et s'est endormie. Elle est morte dans la nuit, vraisemblablement à cause d'un manque d'oxygène dans sa hutte. C'est son père qui a retrouvé son corps au petit matin.

Le 19 novembre 2016, c'était Dambara Upadhyay, vingt-six ans, qui mourait dans des circonstances similaires (bien que la cause de sa mort, d'abord annoncée comme une crise cardiaque, n'ait pas été confirmée).

L'utilisation de « huttes menstruelles » au Népal s'explique par la tradition du Chaupadi et s'applique principalement aux femmes hindoues de l'ouest du pays. Cette tradition interdit formellement aux

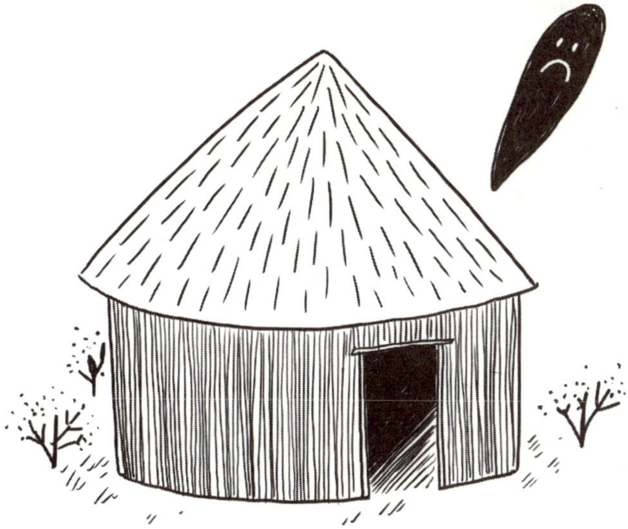

femmes de participer aux activités sociales et familiales pendant leurs règles, puisqu'elles sont jugées impures. Elles se retrouvent donc forcées de vivre dans une hutte éloignée de la maison familiale, dans lesquelles elles sont souvent exposées aux éléments ainsi qu'aux prédateurs (animaux et humains) pendant une petite dizaine de jours. Elles n'ont pas le droit de toucher les hommes, ou même de fouler le périmètre qui entoure leur maison. On leur interdit également la consommation d'aliments riches, comme la viande ou les produits laitiers, de peur qu'elles les contaminent – et elles doivent donc se nourrir exclusivement d'aliments secs et de riz. Interdiction également d'aller à l'école ou de se laver. Le recours aux huttes menstruelles a longtemps été répandu dans différentes cultures éparpillées sur le globe, mais se fait, fort heureusement, de plus en plus rare.

La pratique a été déclarée illégale en 2005 par la Cour Suprême du Népal, mais la tradition perdure encore dans les régions les plus rurales et rien n'est véritablement mis en place pour punir les personnes qui imposent encore la pratique du Chaupadi aux femmes népalaises. Selon une étude réalisée en 2011 par les Nations Unies, 95 % des femmes suivent encore cette pratique dans le district d'Achham. En plus des décès occasionnels causés par la pratique, beaucoup de femmes tombent malades, ou se font attaquer pendant leur période d'isolation. D'un point de vue hygiénique, on ne compte même plus le nombre d'infections et de maladies graves encourues par ces femmes à la suite des conditions de leur isolement. De plus, cette tradition nuit considérablement à leur ascension sociale puisqu'elle les force à rater de nombreuses semaines de cours chaque année – pour celles qui ont la chance d'être scolarisées.

Ce sont des histoires comme celles-ci que je prends tristement en exemple lorsque j'explique l'importance de briser le tabou qui entoure les règles, pour faire comprendre à quel point il est dangereux pour les femmes à travers le monde. C'est un tabou qui tue, littéralement. Un tabou qui freine l'ascension sociale des femmes, qui nuit à leur santé physique et mentale, qui les enferme, qui les exclue.

Et il n'y a malheureusement pas qu'au Népal que ce tabou fait des dégâts. Dans la majorité des pays en voie de développement, l'isolement pendant les règles est de rigueur – soit par tradition, soit tout simplement parce que les femmes n'ont pas accès à des protections hygiéniques adaptées ni à des sanitaires aux normes, ce qui les force à saigner à même le sol, ou sur des vieux chiffons non stérilisés. L'absence de protections et d'installations sanitaires met à mal leur liberté de mouvement – elles ne peuvent pas se déplacer, travailler, aller à l'école, parce qu'elles ont leurs règles et rien à disposition pour les contenir et les rendre aussi discrètes que possible.

Dans le compte rendu d'une étude menée par la Netherlands Development Organisation et l'International Water and Sanitation Center, on apprend qu'en Ouganda, les conséquences sont assez similaires. La moitié des écolières admettent rater un à trois jours d'école chaque mois, ce qui revient à une absence de 8 à 24 jours sur l'année. En moyenne, elles manquent donc 11 % du programme scolaire à cause de leurs règles – beaucoup d'entre elles sont alors forcées d'abandonner leurs études après avoir pris trop de retard. 60 % des écolières avouent sauter les cours pendant leurs règles, et 40 % des enseignantes avouent faire de même. Concernant les installations sanitaires, entre 70 et 80 % des enseignantes rapportent ne pas être satisfaites de ce qui est mis à leur disposition, et affirment qu'il n'y a aucune sorte de protection hygiénique mise à disposition pour les élèves.

Ajoutez à ça les moqueries des garçons lorsqu'ils voient qu'une fille a ses règles (souvent parce qu'elle n'a pas pu avoir accès à des protections adaptées) et vous obtenez tout ce qu'il faut pour nuire, inexorablement, à l'ascension sociale des femmes dans le monde. D'où l'importance d'en parler, d'éduquer et de démystifier le sujet dans tous les pays et à tous les étages de l'échelle sociale, pour qu'enfin filles et garçons puissent partir avec les mêmes armes dans la vie et ne pas être constamment ramenés en arrière par un élément sur lequel ils n'ont que peu de contrôle. Après tout, si on pouvait se retenir d'avoir ses règles, ça se saurait.

Le tabou menstruel porte également atteinte à la liberté de culte dans certains pays, notamment en Inde où l'entrée aux mosquées et aux temples est largement réduite pour les femmes – soit complètement, soit spécifiquement quand elles ont leurs règles. On considère la présence des femmes dans les lieux de culte comme un élément polluant, à tel point qu'on peut en arriver rapidement à des extrêmes qui paraissent, d'un point de vue féministe et occidental, complètement aberrants.

Par exemple, en novembre 2015, sept gardes ont été suspendus de leurs fonctions lorsqu'une femme a pénétré dans l'enceinte du temple d'Ahmednagar malgré l'interdiction formelle de laisser des fidèles de sexe féminin y pénétrer. L'offense était si grande qu'il a fallu mener une cérémonie de purification dans le temple pour le débarrasser de l'énergie impure qui avait pollué ses murs. Le temple est d'ailleurs resté fermé au public pendant toute la durée du rituel, pour bien insister sur la gravité de cet affront, et n'a rouvert ses portes (aux hommes) qu'après avoir été entièrement purifié.

Devant certains temples hindous, on peut trouver des pancartes qui interdisent formellement l'entrée aux femmes menstruées, mais certains poussent l'interdiction plus loin : puisqu'il leur est impossible de vérifier si une femme a ses règles lorsqu'elle entre dans le temple, l'entrée est simplement interdite aux femmes âgées de dix à cinquante ans, comme c'est le cas dans le temple de Sabarimala dans le Kerala. Prayar

Gopalakrishnan, le président du conseil qui gère le temple en question, a affirmé qu'il n'ouvrirait pas les portes du temple aux autres femmes tant qu'une machine permettant de détecter si une femme a ses règles n'aura pas été inventée pour contrôler les entrées.

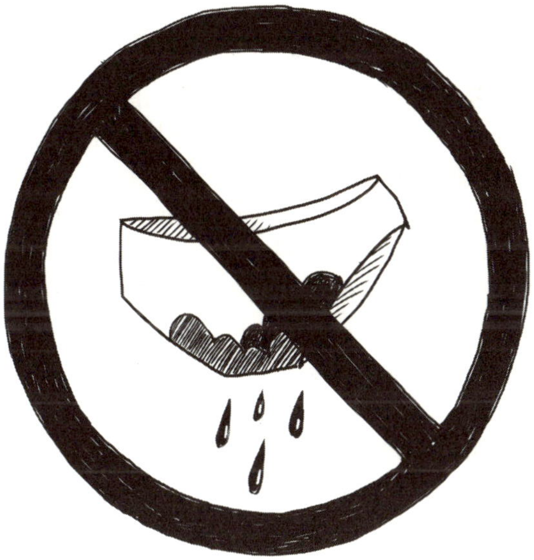

Ces interdictions perdurent encore aujourd'hui, mais de plus en plus de femmes indiennes militent pour qu'elles soient définitivement abolies – c'est par exemple le but de la campagne « Happy to Bleed » (« heureuses de saigner ») lancée par de jeunes Indiennes pour protester contre les propos de Prayar Gopalakrishnan. La campagne encourage les jeunes femmes à poster des photos d'elles portant des pancartes affublées du message « Happy to Bleed » pour rendre les menstruations plus visibles en Inde et tenter de banaliser leur existence en écrasant les tentatives d'humiliation menées par les hommes et les leaders religieux.

Happy to Bleed n'est pas la seule campagne en cours en Inde, puisque de plus en plus de mouvements se créent autour de cette idée – l'activiste Adita Gupta a notamment créé un site intitulé Menstrupedia dont le but est d'informer les jeunes filles sur ce que sont réellement les règles, écraser le tabou qui les entoure, et véhiculer des messages positifs sur le sujet, pour contrer la domination par la honte qui embarrasse tant de jeunes Indiennes. Parce que, comme dans tous les pays en voie de développement où le tabou est aussi puissant, les conséquences ne sont pas que spirituelles et psychologiques, la honte engendre le silence et le silence engendre des problèmes de santé et d'hygiène qui ne sont pas pris en considération parce que personne n'ose en parler.

Les femmes ne sont d'ailleurs pas les seules à agir : Arunachalam Muruganantham est devenu la star d'un documentaire sorti en 2013 réalisé par Amit Virman et intitulé *Menstrual Man*. La raison de cette célébrité ? En 1998, Arunachalam Muruganantham a épousé sa femme, Shanthi. Au sein de ce mariage, il a pu constater que son épouse utilisait de vieux chiffons et des pages de journal pour absorber son sang menstruel tous les mois – une pratique qui l'a choqué et attristé. Au lieu de hausser les épaules en se disant que bon, bah, tant pis hein, c'est la vie, Arunachalam est passé à l'action. Il s'est mis à fabriquer lui-même des protections hygiéniques en fibres de cellulose (après plusieurs expériences ratées). Il est même allé jusqu'à créer une petite machine peu coûteuse pour aider à la fabrication de ces protections – machines qui, aujourd'hui, se sont exportées dans les zones rurales de l'Inde pour que de plus en plus de femmes puissent avoir accès à des protections à moindre coût. Sans compter que ça crée de l'emploi, par-dessus le marché. Malgré de nombreuses offres, Arunachalam a toujours refusé de vendre son petit business et continue à s'en occuper lui-même pour améliorer le quotidien des femmes en Inde.

Le chemin vers cette acceptation totale et l'abolition des interdictions en tout genre est encore long, mais de plus en plus de voix s'élèvent pour agir contre ce fléau – et comme l'histoire l'a prouvé maintes et maintes fois, on ne peut pas éternellement retenir le progrès, même s'il nous arrive de faire quelques pas en arrière de temps en temps, et je reste absolument confiante sur l'issue de ces combats. On finira par y arriver, on finira par gagner, et nos croyances, convictions et superstitions en tout genre deviendront des blagues pour les générations futures.

Un tabou pas si universel

Fort heureusement, il existe des cultures et des religions au sein desquelles les règles n'ont pas la même réputation que dans le reste du monde. Elles sont minoritaires et on en entend peu parler, mais elles existent.

Mon exemple préféré du moment, c'est celui du Sikhisme, une religion monothéiste fondée au

XVe siècle dans le nord de l'Inde. Chez les Sikhs, l'homme et la femme sont considérés comme étant égaux, et s'il peut arriver qu'on parle d'impureté concernant une femme qui a ses règles, ce n'est que d'un point de vue hygiénique (si elle est « souillée » physiquement) et ça n'a rien à voir avec sa spiritualité. De ce que j'ai pu lire sur différents forums sikhs à ce sujet, certains avancent même que si l'on estime qu'une femme menstruée est impure, l'homme mérite exactement le même traitement, puisqu'il porte en lui ses futures selles, bien au chaud dans ses intestins. Les selles sont impures, personne ne veut les toucher, alors que le sang menstruel, lui, donne la vie – du coup, si on veut vraiment comparer l'impureté féminine et l'impureté masculine, il y en a une qui l'emporte haut la main sur l'autre.

Beaucoup de chefs spirituels sikhs ont férocement condamné cette idée de la femme impure et certains d'entre eux ont même interdit la pratique de l'isolation pendant les règles ou après un accouchement, la jugeant injuste et infondée.

Si les Sikhs reconnaissent des différences entre les genres, ils refusent néanmoins d'en placer un au-dessus de l'autre. Dans la religion, aucun rôle n'est exclu pour les femmes. Tout s'explique par un principe simplissime, mais qui ne s'exporte pas partout : les femmes donnent la vie, sans les femmes il n'y a pas d'hommes, sans les femmes il n'y a pas de leaders, pas d'autres femmes non plus, et par conséquent elles doivent être traitées avec dignité et respect, pour honorer leur rôle dans cette société qui n'existe que grâce à elles.

Pour eux, l'origine des règles est divine, comme tout ce qui constitue les êtres humains, et si on respecte le reste des créations divines en fonction de leur source, les règles ne devraient pas être mises de côté. Ils insistent d'ailleurs sur le rôle de ce sang dans le processus de reproduction pour le placer un peu plus haut sur l'échelle des fluides humains, parce que sa fonction n'est pas celle d'un déchet, il contribue à donner la vie.

Il n'y a pas de place chez les Sikhs pour toutes les superstitions qui entourent le sang menstruel, il n'est pas considéré comme impur ou polluant, et ce sont ceux qui sont impurs de l'intérieur qui doivent être condamnés en tant que tels, pas les femmes menstruées qui ont été créées ainsi – et, après tout, qui sommes-nous pour remettre en question la création d'un dieu ?

Mais les Sikhs ne sont pas les seuls à bouder la vision quasi universelle du sang menstruel comme ennemi absolu. Chez les Rungus de Bornéo, les règles ne sont ni taboues, ni sacrées : ce sont simplement des règles, point. Cette information nous vient d'Alma Gottlieb, auteure de *Blood Magic : The Anthropology of Menstruation*, et elle ajoute : « Ils ne disent pas que c'est pur, ils ne disent pas que ça pollue, c'est juste un fluide corporel qui doit être évacué. Ils n'en font pas toute une affaire. » Pour résumer : ils ont quelques longueurs d'avance sur nous.

Toujours selon les recherches d'Alma Gottlieb, on apprend également que chez les Beng de Côte d'Ivoire, bien que certaines restrictions soient mises en place, la vision des choses est un peu plus positive : « Un vieil homme, un des leaders spirituels de la religion locale, m'a dit que les menstruations étaient comme la fleur d'un arbre. Avant d'avoir le fruit, il faut avoir la fleur. C'est une idéologie bien différente de celle de la saleté, du péché et de la pollution. »

Dans beaucoup de cultures, les premières règles sont célébrées comme un grand événement dans la vie d'une jeune fille – on lui fait la fête, on lui offre des cadeaux, on la pare de bijoux... ce qui est alors considéré comme étant le symbole de l'entrée dans l'âge adulte est vu de façon extrêmement positive et se doit d'être accueilli avec joie. Malheureusement, c'est aussi souvent parce que ça désigne les jeunes filles comme des futures mères et que ça justifie donc qu'elles soient mariées rapidement pour servir leur rôle. Les cycles suivants ne sont d'ailleurs pas accueillis avec autant d'allégresse, le privilège étant réservé au tout premier – puisque rien n'est jamais tout rose dans cette affaire de menstruations, comme on a pu le constater à plusieurs reprises.

J'ai expérimenté cet ascenseur émotionnel tout au long de mes recherches, lorsque j'essayais de trouver des visions plus positives des règles (il en existe, dans des cultures soit éteintes soit plus obscures, mais promis, il y en a) : à chaque fois je voyais mon visage s'illuminer devant les récits de rites pour célébrer la ménarche des jeunes filles, avant de rouler des yeux jusqu'à ce que j'arrive à voir l'intérieur de ma boîte crânienne quand je comprenais où tout ça menait après la fête.

On célèbre la fertilité des filles, pas leurs règles. On célèbre leur capacité à pouvoir remplir le rôle qui leur a été assigné à la naissance : celui de mère. Et, tout de suite, les implications sont beaucoup moins réjouissantes qu'une simple fête pour accueillir les premiers saignements d'un enfant.

Pour en revenir à l'ouvrage d'Alma Gottlieb, j'y ai lu qu'au Ghana, les filles étaient fêtées comme des reines pour leurs premières règles, qu'elles s'asseyaient sous de jolies ombrelles tandis qu'on venait les féliciter et les couvrir de cadeaux. J'ai donc fait une petite recherche et je suis tombée sur un article d'un magazine ghanéen qui dit ceci :

> *« Dans certaines régions du Ghana, le sang menstruel est perçu comme un mauvais présage et peut même être utilisé dans des rituels contre la femme menstruée. Dans la majorité des cultures du pays, les femmes menstruées sont considérées comme étant impures. Par conséquent, elles n'ont pas le droit de se montrer en public. Elles n'ont pas le droit de cuisiner. »*

Une autre perception est celle du sang menstruel comme étant une menace pour les capacités reproductives et productives de l'homme. Il peut aussi contaminer les cours d'eau. Dans certaines régions, les femmes menstruées doivent être isolées et cachées. D'autres disent carrément que les menstruations sont une maladie ! L'article poursuit ainsi :

> *« Un collègue est un jour entré dans un supermarché pour acheter une serviette hygiénique pour sa fille. Au moment où il a prononcé les mots "serviette hygiénique", tout le monde autour de lui s'est mis à rire. Les hommes ne sont même pas supposés aider leurs femmes ou leurs filles menstruées ! »*

Effectivement, c'est bien joli de parler de fêtes de ménarche, mais si ça se passe comme ça le reste du temps, il y a peu de raisons de sourire. Attention, ne voyez pas ça comme une critique occidentale d'une culture qui m'est étrangère, je ne prends pas cet exemple pour dire : « ohlala regardez-moi ces gens-là qui font rien comme il faut », parce que j'ai encore quelques potes qui refusent catégoriquement d'aller acheter des protections hygiéniques pour leurs proches de peur qu'on se moque d'eux. Je prends cet exemple justement pour montrer à quel point le problème est global et que peu importe la façon dont on le justifie, peu importe la façon dont ça se manifeste, les implications sont les mêmes et ce sont les mêmes personnes qui en souffrent.

LA PUDEUR HYPOCRITE DES PUBLICITÉS

Si on veut entendre parler de règles à la télévision, le choix le plus vaste se trouve non pas dans les émissions culturelles ou les séries, mais dans les publicités pour protections hygiéniques. On aurait tendance à penser que, pour vendre un produit destiné à récolter du sang menstruel, les publicitaires feraient le maximum pour bien faire comprendre à quoi sert leur produit et comment il s'utilise. Et techniquement, les pirouettes effectuées pour éviter de rentrer dans le vif du sujet font quand même passer le message : on voit des animations en 3D pour nous expliquer comment les ailettes d'une serviette hygiénique viennent se coller à une culotte et comment un tampon s'ouvre en corolle au contact du « liquide ».

Mais si certaines pubs osent parfois utiliser le mot « règles », c'est bien la seule indication qu'on puisse y trouver. On ne parle pas de sang, on parle de liquide. On ne parle pas de vulve ou de vagin, on parle d'intimité ou de zone intime. La plupart du

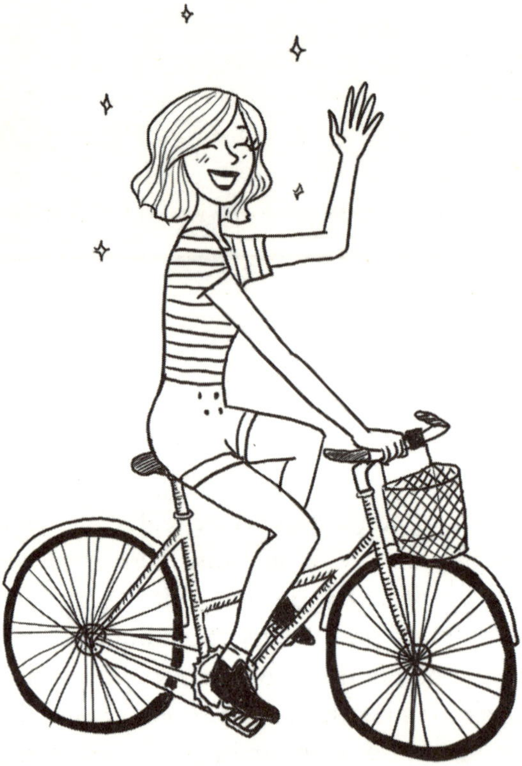

temps, il est difficile de savoir pour quoi les pubs font la promotion quand elles abordent les règles – et ceux qui n'en ont jamais entendu parler de leur vie pourraient facilement passer à côté du message. Peu importe, parce que ça ne les concerne pas, pas vrai ? Non, pas vrai.

D'abord parce que, comme je l'ai dit plusieurs fois depuis le début de ce livre, je pense sincèrement que tout le monde devrait avoir des notions claires de ce que sont les règles, mais aussi parce qu'elles touchent les jeunes personnes qui les auront un jour et qui n'ont pas, dans leur entourage, suffisamment de sources d'information. Si tout ce que ces jeunes esprits savent des règles se résume à ce que les pubs veulent bien en dire, on n'est pas sortis du sable. Même les pubs pour les savons pour « zone intime » sont plus claires – mais principalement parce que ça leur permet de nous montrer des femmes à poil qui se savonnent sensuellement la vulve sous la douche.

En plus d'être totalement dénuées d'informations utiles, ces pubs véhiculent des messages perturbants. En voulant vendre l'image d'une femme qui n'est pas l'esclave de ses règles, libre de faire ce qu'elle veut chaque jour du mois, elles nous vendent un fantasme épuré. On ne voit que des femmes minces (principalement blanches), qui collent aux normes de la beauté occidentale, souriantes, qui escaladent des montagnes, font du vélo, se jettent dans les bras de leur amoureux sans crainte de le recouvrir de leur sang, être extrêmement productives et épanouies au travail – bref, règles ou pas règles, elles sont pures, légères, éthérées, célestes. La plupart du temps, on ne sait même pas si on essaye de nous vendre du gel douche, des vacances à Hawaï ou du mobilier de jardin.

Et les messages qui vont avec ces pubs nous rappellent à quel point les règles sont taboues : tout est axé autour de la dissimulation de cette fonction corporelle. Les pubs nous promettent discrétion, absence d'odeur, invisibilité, tout ce qu'il faut pour que nos règles restent à tout prix secrètes. Elles appuient sur la peur d'être découvertes, la peur de la fuite, de l'odeur qui trahirait notre bon fonctionnement. Parce qu'il n'y a rien de pire que de les rendre publiques. Avant l'arrivée de leur produit miracle, on ne pouvait pas vivre normalement, avoir une vie sociale, professionnelle ou amoureuse fonctionnelle – mais grâce à leurs protections 100 % indétectables à l'œil nu, on peut enfin se montrer en public et laisser les yeux se promener sur nos courbes et les hommes toucher notre corps. On peut enfin animer cette réunion au bureau sans être couverte de honte. On peut même faire du vélo en pantalon blanc, et ça, c'est quand même le summum de l'accomplissement dans la vie d'une femme, non ?

Plus sérieusement, bien sûr que je ne m'attends pas à voir un tampon imbibé de sang menstruel sur mon écran de télévision, mais puisqu'on nous sert des pubs sur la diarrhée aiguë, les mycoses d'orteils avec des champignons en 3D qui soulèvent des ongles de pied jaunis pour aller s'y nicher, de la nudité à gogo que ce soit pour vendre du jambon ou une voiture, je me dis qu'on pourrait quand même cesser deux minutes d'être aussi pudibonds en ce qui concerne les protections hygiéniques.

Je me souviens très bien d'une pub pour désodorisant dans laquelle un petit garçon annonce à sa mère qu'il a envie de faire caca et qui, lorsqu'elle l'invite à aller aux toilettes, refuse en disant : « Non, je vais faire caca chez Paul ! » parce que Paul a un désodorisant dans ses toilettes. Au bas mot, je dirais qu'on entend au moins trois fois le mot « caca » dans cette pub – on ne peut pas faire plus clair, plus vivace en termes d'images envoyées au cerveau, et pourtant, ça a fait marrer tout le monde. D'autant plus que je me souviens parfaitement avoir échangé des regards dégoûtés avec ma mère quand cette pub passait à l'heure du repas.

C'est peut-être une déformation professionnelle, mais les matières fécales ont tendance à largement plus me dégoûter que quelques gouttes de sang menstruel.

Par souci d'honnêteté, je dois quand même admettre qu'il y a des exceptions, et que certaines campagnes de pubs sont plus axées sur la célébration des femmes, de leur liberté, de leur diversité et de leur capacité à accomplir des milliards de choses – mais encore une fois, même si l'intention est louable, ça n'a pas grand-chose à voir avec le schmilblick. Certaines campagnes ne mentionnent même plus le produit en question, alors les règles, n'en parlons pas.

Pourtant, s'il y a bien un prétexte pour aborder le sujet de façon novatrice et honnête, s'il y a bien une plateforme pour entamer la destruction totale et définitive du tabou, c'est celle-ci. On peut reprocher aux médias d'aborder le sujet, on peut reprocher aux gens sur les réseaux sociaux d'en parler ouvertement, on peut me reprocher d'avoir créé un blog qui s'appelle Passion Menstrues (d'ailleurs on ne se gêne pas pour le faire), mais on ne peut pas décemment reprocher à une marque de protections hygiéniques de parler de règles pendant le segment qu'elle a payé dans une page de pub.

Il y aura toujours des gens pour râler sur la présence de telles publicités à l'heure du dîner (comme pour les mycoses, la diarrhée, la constipation et le papier toilette), mais ça, c'est encore autre chose. Quelle que soit la façon dont les règles sont abordées dans les pubs, ça en gênera toujours (j'ai déjà vu beaucoup de gens se plaindre de la présence de pubs avec du liquide bleu à l'heure du repas, donc là on ne peut rien pour eux), alors autant le faire différemment. De façon plus intelligente et positive. En informant, en décomplexant, en déculpabilisant.

Pourquoi ne pas imaginer une campagne de pub qui passe en revue tous les mythes les plus absurdes sur les règles en les démontant un à un ? Voilà, hop, c'est cadeau : un spot pour ceux qui pensent qu'on ne peut pas faire monter une mayonnaise, un autre pour ceux qui croient qu'il est mauvais de se laver les cheveux pendant ses règles, et un pour ceux qui croient qu'un tampon peut se perdre dans le vagin. Je prends 30 %, contactez mon éditeur pour le chèque. J'ai plein d'autres idées si vous voulez. (Et peut-être même que vous pourriez utiliser une partie des bénéfices pour soutenir la recherche médicale sur l'endométriose, eh ! Je sais, je suis un génie).

Preuve qu'il n'est pas impossible, si on se creuse un peu les méninges, de trouver des façons d'aborder le sujet de façon tout aussi légère et drôle que les marques le font actuellement sans pour autant masquer le sujet et le camoufler à tout prix. On peut justement jouer sur cette peur qui semble pétrifier une grande partie de la population mondiale pour la tourner en dérision. Rire des mythes et des croyances qui ont été inspirés par cette simple fonction corporelle. Rire du dégoût de ceux qui n'osent même pas passer au rayon hygiène intime du supermarché de peur d'être contaminés.

On peut rire avec les règles, et on peut rire en vendant des tampons et des serviettes sans prétendre qu'ils feront de nous des créatures mythiques qui ne sentent rien, n'expulsent rien et ne montrent jamais rien de ce qui se trame dans leur corps. Me tordre de douleur pendant mes crampes, lâcher quelques gouttes de sang sur le carrelage en sortant de la douche et passer deux heures aux toilettes le premier jour de mes règles ne fait pas de moi une femme inférieure et repoussante, merci bien.

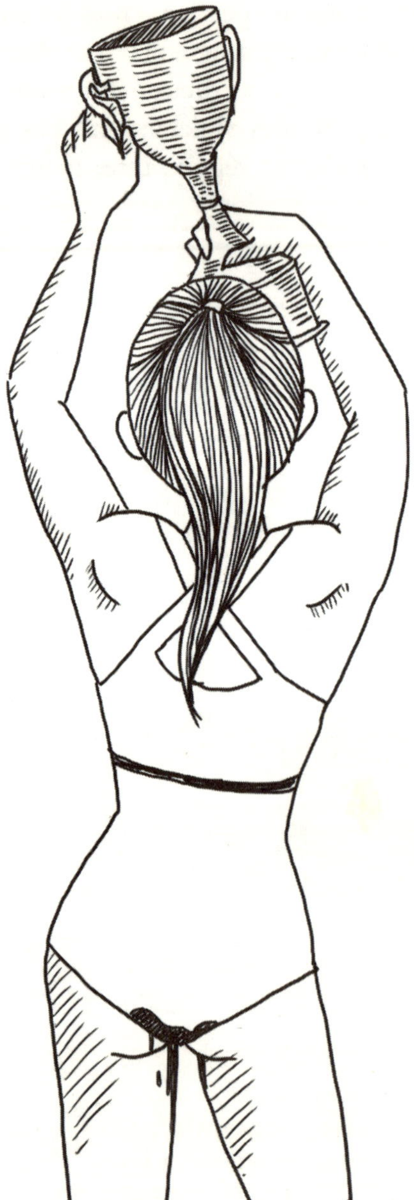

LES RÈGLES DANS LE SPORT

Culturellement, le sport est un domaine relativement masculin. Le pratiquer et en regarder, c'est un « truc de mecs », les mâles font des soirées bière-chips-foot pendant que les femelles font du shopping (et râlent parce que leurs mecs font des soirées bière-chips-foot). Chez les enfants, on encourage plus souvent les garçons à se lancer dans une activité sportive, et on laisse des sports plus « féminins » aux petites filles – comme la danse ou le patinage artistique, par exemple. Les plus grandes compétitions sportives mettent leurs gros projecteurs sur les équipes masculines, tandis que les compétitions féminines sont reléguées à des heures de diffusion plus obscures et génèrent globalement moins d'intérêt auprès du public.

Pourtant, pour chaque sport, il existe des équipes féminines – mais quand j'en parle à mes amis fans de sport (hommes et femmes), ils me répondent tous la même chose : objectivement, c'est moins intéressant à regarder que les matchs des équipes masculines. Je n'ai toujours pas réussi à comprendre cet argument, mais vu que le sport et moi on n'est plus vraiment potes depuis les cours d'EPS du collège, je ne suis clairement pas la meilleure personne pour théoriser sur le sujet. D'autant plus qu'on n'est pas là pour parler de ça.

Maintenant, petit sondage : qui parmi vous s'est déjà demandé comment faisaient les sportives féminines pour allier sport et règles ? Levez la main. Quelque chose me dit que vous n'êtes pas très nombreux. C'est une question que j'ai moi-même mis beaucoup de temps à me poser.

Le voile sur le tabou des règles dans le monde du sport est pourtant en train d'être gentiment levé dans les médias, notamment grâce à l'intervention de la nageuse chinoise Fu Yuanhui aux Jeux olympiques de 2016 qui, après une performance jugée ratée au 4 x 100 mètres, a révélé qu'elle était fatiguée parce que ses règles étaient arrivées la veille, après s'être excusée d'avoir laissé tomber ses partenaires. Sa déclaration a fait la une de tous les médias, tout le monde l'a relayée, elle a été encensée pour avoir enfin abordé le sujet dans un domaine où personne n'en parle jamais – ou presque.

En janvier 2015, la joueuse de tennis Heather Watson avait déjà pris la parole au sujet de ses règles pour expliquer sa défaite à l'Open d'Australie, expliquant que c'était à cause d'un « truc de fille ». Comme c'est un événement un peu moins majeur que les JO, l'affaire avait fait moins de bruit, mais elle avait déjà entrouvert la porte pour que d'autres puissent s'exprimer ou, au moins, se poser cette question.

Et, en février 2017, le magazine *L'Équipe* en a rajouté une couche en publiant un dossier complet sur le sujet, mis en avant avec une couverture représentant une culotte tachée de sang avec le titre « Les règles – Les championnes brisent le dernier tabou du sport. » Lorsque l'initiative a été (justement) applaudie, certains ont tout de même tenu à rappeler que *Tennis Magazine* avait déjà abordé le sujet en novembre 2016 dans un dossier intitulé « Quand elles voient rouge. » Sur les réseaux sociaux en tout cas, la couverture de *L'Équipe* s'est répandue comme une traînée de poudre, et nombreux sont ceux qui ont félicité les athlètes pour cette prise de parole.

Mais ça a aussi été l'occasion de vérifier, encore une fois, à quel point certaines personnes refusent catégoriquement d'avancer sur la question, puisqu'on a pu relever quelques commentaires hauts en couleur qui illustrent parfaitement l'état des choses. En voici un petit florilège, pour vos beaux yeux :

« Vivement un dossier sur ces sportifs, comme Diniz ou Lineker, qui se chient dessus. »

« On s'en tamponne :) »

« Une femme, on doit tout savoir d'elle, même se mêler de ses menstrues, est-ce qu'on emmerde autant les hommes ? »

« De pire en pire cette rédaction. »

« … Les règles des femmes sportives ? Rien à cirer… Pourquoi vous voyez des tabous partout ? Dans votre imagination ? »

« C'est chiant, cette absence de retenue, où la femme n'y trouve plus son compte. Et le féminisme, non plus ! »

Bien sûr, la majorité des réactions de ce type nous viennent d'individus masculins, mais ça n'a pas empêché quelques femmes de s'offusquer de cette couverture – pourtant graphiquement soft – ce qui prouve, une fois de plus, à quel point certains réflexes sont difficiles à remettre en question et à perdre.

Mais le fait est que ce dossier a existé, que cette couverture a été validée et publiée et qu'on a pu la voir en kiosques et sur tous nos réseaux – et que c'est déjà à une belle avancée. Et ce qu'on y apprend est, bien évidemment, édifiant. Par exemple, selon une étude menée par la gynécologue Carole Maître, de l'Insep : « En 2008-2009, 37 % des sportives parlent de la douleur des règles comme d'une gêne à leur activité et nécessitant traitement, et 64 % pensent que leur syndrome prémenstruel diminue significativement leur performance. » Les personnes qui ont déjà eu leurs règles ne seront pas surprises en lisant ces statistiques, vu comme il peut être difficile d'effectuer des tâches banales du quotidien pendant cette période – alors courir un 100 mètres haies ou assurer un match de foot, c'est sûr que ça paraît hautement inenvisageable.

Pourtant, il y a toujours des femmes athlètes, et il y a toujours des règles – même si certaines choisissent de les supprimer à l'aide de contraceptifs hormonaux. Et il faut continuer à maintenir son niveau. La plupart du temps, elles cachent la raison de leur mal-être ou de leurs performances inférieures à la normale, quand elles n'inventent pas un autre prétexte, comme une maladie ou une blessure. Assez peu de recherches sont faites pour faciliter leur vie, c'est un sujet qui n'est pas du tout développé au sein des équipes et du personnel qui les entoure et qui mériterait pourtant d'être étudié en profondeur pour que tout le monde puisse le prendre en compte sans tabou, sans pincettes et sans prise de risque lorsqu'il s'agit de s'en occuper.

Au-delà de l'inconfort physique, il y a aussi la peur de voir ses règles rendues publiques. Toujours dans le dossier de *L'Équipe*, de nombreuses athlètes témoignent de la peur de voir leur ficelle de tampon dépasser de leur tenue ou une tache rouge apparaître sur leur uniforme. L'escrimeuse Anita Blaze y confie d'ailleurs qu'elle « se freine sur certaines choses » en période de règles, et la perchiste Marion Lotout affirme que « le simple fait de penser à ça vous fait sortir de votre compétition ». Si les règles n'étaient pas aussi taboues, aussi honteuses, si l'idée de faire la une des médias avec un uniforme taché de sang ne tétanisait pas les sportives, si elles pouvaient en parler librement comme on dit : « J'avais mal dormi » ou : « J'ai des problèmes familiaux qui me bouffent le cerveau » quand on n'est pas au top, peut-être que tout irait déjà beaucoup mieux.

La conclusion revient à l'ancienne marathonienne Paula Radcliffe qui dit : « On n'est qu'une poignée de sportives d'élite à réfléchir à la meilleure manière de faire avec. La plupart des médecins du sport sont des hommes et ne comprennent pas vraiment. Il faudrait plus de femmes et qu'on fasse enfin plus d'études sur ce sujet. »

Personne n'a encore la réponse, personne ne sait encore comment on va réussir à se dépêtrer de tout ce foutoir engendré par un seul et même tabou – mais de plus en plus de personnes en parlent et y réfléchissent et, au fur et à mesure, des solutions finiront sûrement par se dégager. Pour l'instant, l'idée que la contraception et son utilisation soient excessives (le fait d'enchaîner ses plaquettes de pilules pour sauter la semaine de règles est extrêmement fréquent) soit la plus répandue, sans qu'on se pose réellement la question des conséquences d'une telle pratique sur son corps, me paraît bien triste.

L'idée même de la suppression des règles par opposition à leur acceptation et leur inclusion dans les discours et les mesures mises en place est assez tragique, finalement. Encore une fois, je comprends que cette solution soit avidement recherchée, et notamment par les personnes qui souffrent atrocement pendant leurs règles comme c'est le cas quand on est atteint d'endométriose, mais ça ne devrait pas être un réflexe. S'il faut supprimer ses règles pour qu'elles soient mieux vécues à la fois personnellement et par son entourage, c'est qu'il y a un sacré problème.

LES RÈGLES DANS LA POP CULTURE

Comme les oracles menstruels dans mon genre se tuent à le répéter : les règles concernent plus de la moitié de la population mondiale, et ce depuis toujours. Par conséquent, on aurait tendance à croire, sûrement naïvement, qu'un tel sujet aurait tout à fait sa place non seulement dans les discussions quotidiennes, mais également dans la culture populaire. Après tout, nous passons de longues heures devant nos écrans à avaler des épisodes de série par dizaine, et on consomme au moins autant de films chaque année.

La culture populaire nous accompagne au quotidien, elle peuple nos conversations, on la consomme seul et accompagné, on y compare bien souvent notre réalité, et on passe beaucoup de temps à débattre du réalisme de ce qu'on y voit, même quand l'intrigue se déroule de nombreuses années dans le futur, dans une galaxie lointaine.

Et, comble des combles, on trouve également dans ces œuvres beaucoup de personnages munis d'utérus. Pas autant qu'on le souhaiterait, certes, mais il y en a quand même un sacré paquet – de plus en plus, même. Nous passons donc des heures à regarder des personnages fictifs vivre des aventures, mais aussi manger, dormir, aller aux toilettes, faire des blagues de prout, avoir (beaucoup) de relations sexuelles, et tout ce qu'on fait nous-mêmes dans notre vie ordinaire. Mais il y a un élément de la vie humaine qu'on ne voit pratiquement jamais à la télé et ce sont, bien évidemment, les menstruations.

Alors, certes, tous les films ne contiennent pas d'images de l'intimité profonde de nos personnages, et on trouverait effectivement étrange de voir un survivant de l'apocalypse aller faire un petit caca entre deux décapitations de zombies, donc le débat ne se prête pas nécessairement à toutes les œuvres existantes – mais si les studios n'ont aucun mal à filmer des levrettes sauvages et des diarrhées aiguës pour émoustiller le spectateur, l'idée de montrer, ou même de mentionner simplement, le concept des menstruations est encore relativement inenvisageable.

Pour reprendre l'exemple des œuvres post-apocalyptiques, si l'idée de nous présenter les personnages aux toilettes paraît effectivement absurde, il me semble qu'il ne serait cependant pas totalement idiot d'évoquer les règles au moins pour nous montrer à quel point les personnes concernées en souffrent deux fois plus dans un tel concept – entre le manque de ressources et les problèmes d'hygiène, il y aurait pourtant de quoi faire.

La série *The Walking Dead*, qui n'a pourtant pas peur de montrer du sang, a bien réussi à nous dégoter des tests de grossesse et à faire naître des enfants dans ce monde infesté de morts-vivants, mais on attend toujours de savoir ce que les survivantes se mettent dans la culotte quand leurs règles débarquent. Mais allez savoir, peut-être qu'elles sont tellement sous-alimentées qu'elles n'ont plus leurs règles, ou très peu, et que du coup le problème s'est résolu tout seul, mais ce qui est sûr c'est qu'on ne peut que spéculer à ce sujet, puisqu'on ne nous en parle jamais. Faire des bébés, OK, mais parler de ce qui rend cette conception possible, alors là non merci.

Alors, c'est peut-être mon choix de carrière qui me rend moins objective à ce sujet, mais quitte à me présenter des œuvres avec des personnages auxquels je suis censée m'identifier, j'aimerais bien qu'on puisse aborder le sujet des règles plus souvent. Au même titre que je me plais à retrouver des situations similaires à celles que j'ai pu vivre au cours de mon existence dans les œuvres que je regarde, je voudrais y voir tous ces petits moments passés en tête à tête avec mon utérus – parce que, tabou oblige, je n'ai pas eu l'occasion de les partager avec grand monde, et on sait tous que la culture populaire fait un excellent exutoire et qu'on apprécie toujours de s'écrier : « Dingue, je pensais être la seule à faire/penser/dire ça ! » face à son écran.

J'aimerais voir des règles qui tombent pile au pire moment dans la vie de l'héroïne, plus de scènes de sexe et d'intimité qui les prennent en compte, voir des protections hygiéniques dans les salles de bains et les sacs à main des personnages ou dans leurs sacs de courses, une simple mention des règles au cours d'une conversation quelconque, une héroïne qui doit assurer dans sa journée (qu'elle soit au bureau, en mission d'infiltration ou en orbite, peu importe) malgré les crampes, bref, que les règles soient plus souvent incluses dans les œuvres de fiction, sans pour autant que ça devienne une démarche politique.

Pas besoin de créer tout un arc narratif sur le sujet, la meilleure révolution ne sera, à mon sens, pas d'y dédier une œuvre complète, mais simplement d'en saupoudrer un peu partout sur ces réalités alternatives de manière à ce que ça reflète ce que l'on veut voir dans le monde : que les règles deviennent une banalité, et non plus matière à s'offusquer, se cacher ou écraser les personnes concernées.

En plus de nous divertir, les œuvres de fiction ont une réelle influence sur la société qui les consomme – il n'y a qu'à voir ce qui se fait actuellement en matière de représentation des personnes transgenres à l'écran, il y en a de plus en plus (alors qu'avant les rôles de trans étaient tous confiés à des acteurs qui ne l'étaient pas), et leurs rôles ne sont plus là uniquement pour faire rire à grands coups de blagues façon « Monsieur-Madame » et « Ah, la honte, t'as embrassé une femme trans, c'est dégueulasse ! » comme on peut en voir dans beaucoup de comédies potaches.

Et pour les spectateurs transgenres, voir des personnages qui leur ressemblent à la télé est non seulement sacrément agréable, mais surtout porteur d'espoir – c'est un pas vers plus de tolérance dans le monde réel. Les célébrités ont un pouvoir immense et les causes qu'elles représentent et/ou défendent bénéficient toujours de leur présence et de leur prise de parole. Du coup, qui dit plus de trans à la télé, dit plus de célébrités trans, et donc une meilleure représentation, présence dans le monde réel, et donc dans l'esprit des gens. Bien sûr, ce n'est qu'un des nombreux angles sous lequel le sujet doit être abordé, et il ne suffit pas de montrer des trans dans les séries pour changer radicalement le monde – il faut que la question soit également abordée dans le monde réel, dans les médias, par des « vrais gens de la vraie vie » et pas uniquement des acteurs, mais ce qui est certain c'est que ça ne peut pas faire de mal.

Et il en va de même pour les autres sujets qui réclament plus d'attention – la diversité culturelle, sexuelle et physique, par exemple – mais également tous les tabous qui font souffrir ceux qui les vivent au quotidien, comme les règles (on y revient).

Certains me répondront peut-être alors que c'est différent pour les règles, parce que c'est un sujet délicat, et qu'on parle quand même de sang alors bon, mollo l'activiste… Mais, soyons cohérents deux minutes : à n'importe quelle heure du jour et de la nuit, on peut allumer sa télé et tomber sur des blessures par balle, des décapitations, des boyaux qui s'étalent par terre, des gens qui saignent du nez, du front, du coude, des scènes de bataille, de guerre, de génocide, des meurtres, des suicides, des bastons sanglantes – et ce à tous les degrés imaginables d'intensité, de la plus petite goutte aux torrents d'hémoglobine.

Pourquoi, dans un monde où tout ceci est accepté, s'offusquerait-on alors de trois gouttes de sang qui tombent d'un vagin ? D'ailleurs, on n'est même pas obligés de le voir, ce vagin. Ce qui n'empêche pas les écrans de nous bombarder de nudité également (à 90 % féminine, qui plus est), donc vraiment, jouer les effarouchés pour du sang menstruel alors qu'on hurle de joie devant les films d'horreur les plus gores, ça me semble un poil contradictoire. Et ceci vous vient certes d'une passionnée des menstrues, mais avant tout d'une immense fan de cinéma d'horreur depuis le plus jeune âge – imaginez donc l'étendue de ma frustration.

Fort heureusement, il existe quelques exceptions qui, je l'espère, feront de plus en plus d'émules dans les années à venir. Les règles ont déjà été représentées au cinéma et à la télé, rarement, certes, mais ça existe, et, après avoir râlé sur leur absence, je me dois donc de rendre hommage aux œuvres qui ont eu le courage de les inclure, en commençant par deux films qui en ont fait un angle majeur dans l'intrigue.

Carrie au bal du diable, 1976, de Brian de Palma

Comment parler des règles dans la pop culture sans mentionner ce film ? Cette adaptation du roman éponyme de Stephen King possède l'une des scènes les plus marquantes impliquant du sang menstruel. Le film raconte l'histoire d'une jeune lycéenne élevée par une mère extrêmement croyante qui pense bien faire en protégeant sa fille de toutes les réalités du monde extérieur, dans le but de la tenir éloignée de tout ce qu'elle considère comme étant « péché ». De son côté, Carrie ne rêve que d'une chose : vivre une vie normale de lycéenne, aller au bal de promo avec un beau garçon et être

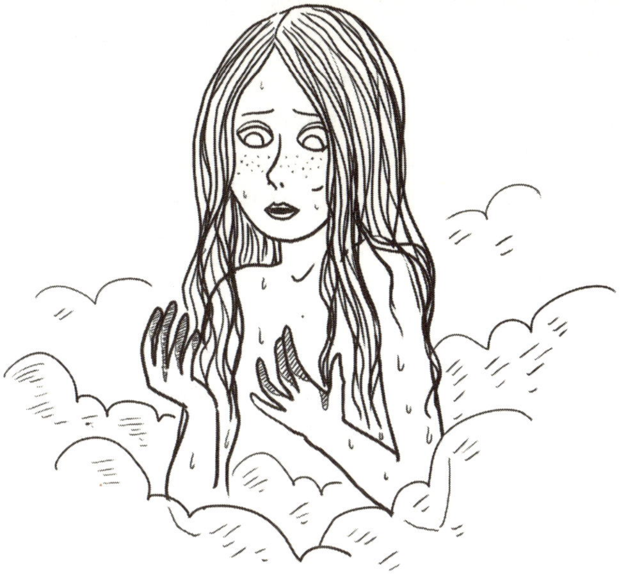

couronnée reine du bal, tout ce qui pourrait l'éloigner de sa réputation de fille bizarre qui sert de cible à toutes les filles populaires du lycée.

Pour bien nous faire comprendre dès le début à quel point Carrie est détachée de tout ce qui constitue la réalité des adolescentes de son âge, le film s'ouvre sur une scène banale dans les douches des vestiaires des filles au lycée. Alors que toutes les autres camarades de Carrie sont en train de se changer, d'échanger des potins et de vivre leur vie comme à leur habitude, Carrie s'apprête à expérimenter le premier événement le plus traumatisant de son existence. Pendant qu'elle prend sa douche, elle remarque que du sang s'échappe de son entrejambe, et se met à paniquer – c'est là qu'on comprend immédiatement que personne ne lui a jamais appris ce qu'étaient les règles. Elle est alors persuadée que quelque chose de gravissime est en train de se passer, et hurle après ses camarades, les suppliant de l'aider, convaincue qu'elle est en train de mourir.

Comme la scène se situe dans un lycée, au lieu de se pencher gentiment vers elle pour lui expliquer ce qui se passe avant de lui tendre une protection hygiénique avec les explications nécessaires à son utilisation, les filles se mettent à rire comme des hyènes, à se moquer cruellement d'elle pendant qu'elle gît recroquevillée sous la douche, paniquée, et lui jettent des tampons au visage, jusqu'à ce qu'une adulte alertée par le bruit vienne mettre fin au carnage.

Cette scène d'exposition permet : 1) de faire connaissance avec Carrie, sa personnalité et son environnement de façon claire et efficace et 2) de comprendre ce qui peut motiver la rage qui finira par éclater dans le dernier acte (elle commence couverte de sang, et c'est comme ça qu'elle finit, ce qui n'est pas un hasard).

Elle permet aussi de constater à quel point le tabou des règles est pervers : ce sont des femmes, qui ont elles aussi leurs règles, qui s'en servent pour humilier une jeune fille innocente et morte de trouille, qui gravent dans son esprit fragile que oui, les règles sont honteuses, qu'il n'y a rien de pire que de les avoir en public, que de montrer son sang menstruel, même à des personnes concernées. Et, certes, on parle d'une œuvre de fiction, et je ne suis pas certaine que les choses aient déjà escaladé à ce point dans notre réalité (du moins j'espère de toutes mes forces que ce n'est pas le cas), mais à un degré largement inférieur, c'est quand même ce qu'on voit assez régulièrement dans les toilettes des filles et les cours d'école.

Ginger Snaps, 2000, de John Fawcett

En tant que grande fan de films d'horreur de la première heure, *Ginger Snaps* est l'un des films que je recommande le plus – d'abord parce qu'il est tristement méconnu, mais surtout parce qu'il traite de la question de la puberté féminine d'une façon exceptionnellement novatrice et qu'il confirme ce que j'ai toujours pensé : les histoires de loups-garous sont essentiellement féminines et ont été injustement attribuées à des hommes à travers tous les exemples de littérature, films et séries. Alors que si on y réfléchit deux minutes : qu'est-ce qu'il y a de plus féminin qu'une créature qui change radicalement d'apparence et de comportement tous les 28 jours sous l'influence de la lune, qui répand du sang sur son passage et qui terrorise les hommes ? Oui, c'est une vision un peu barbare des règles et oui, c'est plus subtil que ça en réalité parce qu'on a quand même pas mal de pouvoir sur nos humeurs, mais si on veut transformer cette histoire en quelque chose de monstrueux et d'épique, la lycanthropie est la meilleure métaphore qui soit.

Ginger Snaps est donc un film de loups-garous dans lequel on retrouve deux sœurs, Ginger et Brigitte, extrêmement proches et obsédées par la mort. Coincées dans une petite ville de banlieue canadienne, elles font ce qu'elles peuvent pour échapper à leur réalité – et quand elles apprennent qu'une bête sauvage mutile des animaux dans les environs, l'idée les excite plus qu'elles ne les effraient.

Alors qu'elles sont de sortie un soir, Ginger découvre un filet de sang le long de ses cuisses : ce qu'elle redoutait le plus est arrivé, elle a ses premières règles. Comme si ça ne suffisait pas, l'odeur de son sang semble avoir attiré la bête qui rôde et Ginger se fait sauvagement attaquer. Elle est sauvée de justesse des griffes de la bête par Brigitte, et alors que les filles courent pour lui échapper, la bête se fait écraser par un van. La menace semble donc être éliminée pour de bon.

Mais il ne s'agissait pas d'une bête ordinaire, et Ginger se met à montrer des signes de transformation tant au niveau physique que dans son attitude. Est-ce que ça vient de son cycle menstruel ou de sa rencontre avec la bête ? Jusqu'à ce que les choses deviennent évidentes, les filles restent convaincues qu'il ne s'agit que de la malédiction de la puberté – et la métaphore est glorieusement exploitée tout au long du film.

La puberté féminine fascine et fait peur, on lui colle plein de mythes sur le dos, on l'utilise pour discréditer les humeurs et les agissements des jeunes filles, comme si passer à l'âge adulte pour les femmes signifiait perdre tout contrôle de sa personnalité et devenir une pauvre petite marionnette en proie à ses hormones. D'autres y voient l'accession à un pouvoir mystique, terrifiant, l'entrée dans un monde plein de possibilités et la traversée d'épreuves qui forgent un caractère qui devient de plus en plus difficile à dominer. *Ginger Snaps* tape dans ces deux conceptions et offre une jolie épopée sanglante, ainsi

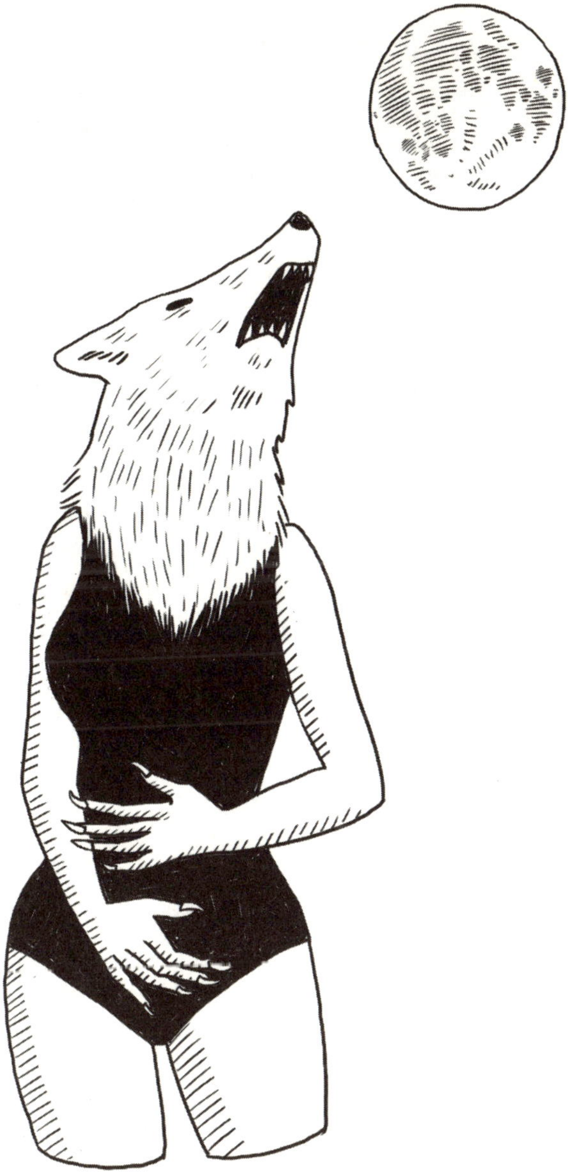

que l'une des meilleures répliques de films concernant les règles :

— *Brigitte : Tu es sûre que ce ne sont pas juste des crampes ?*

— *Ginger : Pour ta gouverne, les mots « juste » et « crampes » ne vont pas ensemble.*

Dis-leur, Ginger.

Carrie et *Ginger Snaps* ont une chose en commun : les premières règles font activement partie du scénario et servent de point de départ pour une intrigue résolument sombre et parsemée d'épreuves en tout genre (et de meurtres, accessoirement).

Mais il existe d'autres films qui traitent la question de façon beaucoup plus anecdotique, parce que si autant de films traitaient de ce sujet activement sur le long terme, on le saurait – et peut-être qu'on aurait avancé plus vite sur la question de la représentation, mais c'est un autre débat.

Les règles comme figurantes

Voici quelques films dans lesquels les règles sont abordées sans être source de drame ou de changement radical de comportement.

Dans *The Runaways* de Floria Sigismondi, par exemple, dès les premières minutes du film, on voit l'actrice Dakota Fanning dans le rôle de Cherie Curry avoir ses premières règles en pleine rue. Ça ne sert pas à l'intrigue, ça n'a rien de traumatisant ni d'exceptionnel, c'est juste un moment dans la vie d'une adolescente américaine qui n'est pas encore devenue la chanteuse du groupe de rock mythique dont le film relate l'histoire.

Le sujet est abordé de façon aussi décomplexée dans le grand classique des teen movies *Clueless*, dans lequel l'héroïne Cher Horowitz (interprétée par Alicia Silverstone) explique son retard à l'un de ses profs par la phrase : « Désolée, j'avais mes règles et je devais aller aux toilettes » (pour parler de ses règles, elle utilise l'expression « *surfing the crimson wave* » en V.O., qui signifie grosso modo qu'elle surfait sur la vague pourpre – le fait qu'elle utilise cette expression face à son prof témoigne de sa décontraction totale face à ce sujet).

Entre *Carrie* et *Clueless*, on peut trouver le classique *My Girl*, sorti en 1992, qui a fait pleurer bon nombre d'enfants de ma génération. Le film raconte l'été d'une jeune fille, Vada, qui entame sa transition entre enfant et adolescente aux côtés de son meilleur ami, Thomas. C'est au cours de cet été plein de changements et de rebondissements que Vada a ses premières règles, qu'elle voit comme une affliction injuste. Et quand Thomas vient frapper à sa porte pour l'inviter à jouer dehors, elle le repousse violemment en lui criant de revenir « dans cinq à sept jours ». C'est une scène classique, qui a fait écho à beaucoup d'expériences similaires pour les spectateurs du film, mais qui n'en reste pas moins triste puisqu'elle symbolise tout ce qu'il y a de pire dans le discours qui suit souvent les premières règles.

Plus rien n'est pareil, on perd un bout de son innocence mais aussi de sa liberté, on ne peut plus s'amuser comme avant, on ne peut plus prendre les choses avec la même légèreté – c'est un fardeau qui annonce la fin de l'enfance, de l'insouciance, et de toutes les choses qui symbolisent ce qui doit être la meilleure période de sa vie. Et en plus, ça n'arrive qu'aux petites filles. Le fait que le film soit sorti en 1992 et que l'action se déroule en 1972 joue beaucoup dans cette interprétation, mais pour les enfants comme moi qui ont découvert le sujet avec des scènes comme celles-ci, ça n'a fait qu'accentuer cette appréhension et cette trouille des règles qui planent comme une menace sur tout ce qu'il y a de bon dans la vie d'un enfant. Pas étonnant que beaucoup vivent leurs premières règles comme un drame absolu et comme une invitation à devenir sérieux et « adulte » du jour au lendemain.

Depuis que j'ai pris comme décision de parler des règles quotidiennement et d'y consacrer un bout de ma carrière d'auteure, je réalise à quel point les occasions de faire de l'humour avec les règles sont multiples et sous-exploitées. Il y a vraiment des milliards de choses à dire sur le sujet et de blagues et je suis assez consternée de constater à quel point peu de créateurs prennent l'initiative de le faire (alors qu'on pourrait passer une vie tout entière à compter les blagues à base de pets et de caca dans la culture populaire sans jamais arriver au bout).

VRAIS EUPHÉMISMES ET MÉTAPHORES

Parce que chaque culture possède ses propres expressions pour parler de règles sans jamais utiliser leur appellation scientifique, voici un petit florilège des plus belles expressions pour désigner les règles dans le monde entier. (source mum.org)

France :
- Les Anglais débarquent.
- J'ai le clown qui saigne du nez.
- C'est la saison des fraises.

Finlande :
- Le drapeau japonais est levé.
- C'est la semaine du Ketchup.

États-Unis :
- Je surfe sur la vague pourpre.
- Je suis tombée aux mains des communistes.

Allemagne :
- C'est la semaine des fraises.
- C'est la semaine du Japon.

Danemark :
- Il y a des communistes à la foire.

Angleterre :
- Arsenal joue à domicile.

Iran :
- Les Indiens sont de visite.

Pays-Bas :
- La soupe à la tomate a trop cuit.

Espagne :
- J'ai le steak qui décongèle.

Mon premier souvenir d'humour à base de règles dans un film me vient du visionnage de *Seize bougies pour Sam*, de John Hughes (*Sixteen Candles* en V.O.). Même si je dois avouer que, sur le coup, je n'avais rien compris à la scène. On y voit la grande sœur de Sam, l'héroïne, frappée de règles douloureuses le jour de son mariage – question mauvais timing, c'est pas trop mal. Pour éviter de se retrouver pliée en deux par des crampes devant l'autel, la future mariée décide donc de prendre un relaxant musculaire – mais, de peur qu'un seul ne fasse pas l'affaire, elle en prend un peu trop et se retrouve complètement déchirée, à peine capable de mettre un pied devant l'autre. Il lui faut l'aide de plusieurs personnes pour arriver à l'autel sans se retrouver la tête sur le tapis de l'église, mais tout est bien qui finit bien, et même s'il y a des chances qu'elle se souvienne à peine de la cérémonie, elle a au moins pu y participer.

C'est tout bête, ça ne nécessite pas de montrer des litres de sang et d'en faire des caisses sur la question, c'est juste une anecdote qui sert d'excuse à un gag comme on en voit par milliers (il n'y a qu'à voir le nombre de comédies dans lesquelles les personnages se retrouvent drogués, souvent sans le faire exprès, et adoptent un comportement complètement absurde), sauf que c'est une histoire de règles. Mais ça suffit à créer une situation comique au sein de l'intrigue, sans que ça repose sur des blagues potaches ou insultantes (le film a quelques soucis du côté de l'humour raciste, en revanche, mais c'est une autre histoire).

À l'inverse, quand on se retrouve dans une comédie plutôt masculine, ça change tout de suite de ton.

Dans le film *Superbad*, de Greg Mottola, on voit par exemple le personnage incarné par Jonah Hill danser collé-serré avec une fille légèrement alcoolisée et se réjouir de la voir se frotter à lui sensuellement. Une fois la danse terminée, la fille s'éloigne et lui continue son petit tour de la soirée jusqu'à ce qu'un autre homme lui fasse remarquer la tache de sang sur son pantalon. Après quelques secondes de doute, il comprend soudain l'origine de la tache (la femme qui se frottait à lui a eu une petite fuite) et se met à éructer comme s'il était sur le point de vomir de dégoût. La scène dure un petit moment, il est de plus en plus outré et écœuré, et de plus en plus de mecs se rassemblent autour de lui pour le prendre en photo et crier : « HAHA IL A DU SANG DE RÈGLES SUR SON PANTALON !!! » comme si c'était la pire chose qui puisse arriver. Les femmes s'y mettent aussi, allant jusqu'à lui offrir un tampon tandis qu'il tente de prendre la fuite.

Alors oui, c'est vrai que se retrouver avec les fluides corporels de quelqu'un d'autre sur soi alors qu'on n'a rien demandé, c'est désagréable, mais personnellement j'ai vu ce film quand j'avais vingt ans et ça m'a traumatisée. Je me suis mise à la place de la fille à l'origine de la tache, et je me suis sentie atrocement mal, honteuse. J'ai vu la réaction des hommes à cet incident et je me suis dit que c'était vraiment le pire truc qui pourrait m'arriver en soirée. Leur dégoût me semblait tellement réaliste, tellement plausible et tellement similaire à ce que j'entendais tous les jours dans la vie réelle que je n'ai pas été capable de rire de ce gag – il n'a fait que me rappeler que j'avais, moi aussi, cette horrible fonction corporelle qui risquait d'inspirer un dégoût profond aux mâles qui m'entouraient et que, si par malheur une fuite me trahissait en public, elle ferait de moi la risée de tout mon entourage.

Ça m'a d'ailleurs rappelé une soirée de mes quinze ans, que j'avais passée à jouer à touche-pipi à travers les vêtements avec un garçon qui me plaisait pas mal, jusqu'à ce qu'une pause aux toilettes m'informe de l'arrivée inopinée de mes règles – alors que je n'avais aucune protection sur moi et que la seule autre fille présente n'en avait pas non plus. J'ai dû opter pour la solution de la boule de PQ dans le slip, mais c'était trop tard – j'avais une petite tache sur l'entrejambe de mon jean. Autant dire que ça m'a pas mal refroidie et que j'ai refusé, après ça, que la main de mon camarade de pelotage descende au-delà de mon nombril, même à travers le jean, de peur qu'elle n'en ressorte toute pleine de sang.

Je n'ai pas été capable de lui en expliquer la raison, j'avais trop honte, il m'a fait la gueule en me traitant d'allumeuse, et je me suis sentie comme une vieille chaussette de sport oubliée dans un vestiaire. (Aux adolescents qui me lisent : ne vous comportez jamais comme ça avec une personne qui vous refuse l'accès à son intimité, même si elle y était fraîchement disposée quelques minutes plus tôt, son corps ne vous appartient pas, et si elle ne consent pas à être touchée, qu'elle vous explique pourquoi ou non, ça la regarde et sa volonté doit être respectée.)

LES RÈGLES DANS L'ART

Quand on évolue en dehors des cercles artistiques, on a souvent tendance à se moquer de l'art contemporain, de chaque nouveau courant qui émerge dans le but de « dénoncer » quelque chose de gênant ou puant dans notre société (je dis « on » parce que je m'inclus largement dans ce groupe, je suis la première à pouffer de rire en voyant une boîte de conserve sur un portemanteau dans une galerie). Il n'empêche que, lorsqu'on s'intéresse ne serait-ce qu'un tout petit peu à l'histoire de l'art, on comprend que les artistes sont bien souvent les premiers à dénoncer des choses contre lesquelles nous nous offusquons nous-mêmes des décennies plus tard. Et c'est notamment le cas du fameux tabou menstruel.

Si les médias et les gens de la vraie vie comme vous et moi se mettent aujourd'hui à en parler de plus en plus, à manifester, à s'indigner et à se dire que c'était peut-être une connerie de traiter les règles comme quelque chose de secret et de dégoûtant, finalement, les artistes l'avaient déjà compris depuis longtemps. Et les règles en ont inspiré un paquet depuis les années 1970. Des artistes qui sont à l'origine d'œuvres qui nous forcent à froncer le nez et les sourcils, à dire que, vraiment, ces gens-là sont sur une autre planète hein, qui ça intéresse de voir des vieilles serviettes usagées dans une galerie ?

Évidemment, ça va plus loin que ça. Et évidemment, quand on creuse un peu, on comprend l'importance de telles œuvres dans notre histoire – qu'on y trouve une satisfaction esthétique ou non n'est même pas la question, on ne vous demande pas de les accrocher au-dessus de votre lit. Ce qui compte, c'est qu'elles existent, et la raison pour laquelle elles existent. Et leur existence prouve à quel point les artistes ont quelques longueurs d'avance sur le reste de la société.

Je me souviens très bien des premières œuvres menstruelles sur lesquelles j'ai posé les yeux. Il s'agissait de portraits, de mandalas, d'esquisses de toutes sortes réalisées avec du sang menstruel. J'en étais aux tout débuts de mon éveil sur la question, tout n'avait pas encore mûri dans mon esprit mais j'étais sûre d'une chose : ce tabou devait cesser, disparaître, être réduit en cendres pour de bon et ne plus jamais apparaître dans le quotidien des habitants de cette planète. Le reste était encore un peu flou, mais j'avais déjà les grandes lignes de mon éducation à venir. Malgré ça, j'ai été très mal à l'aise devant ces œuvres. Je n'ai pas su l'expliquer tout de suite, mais je me souviens avoir pensé : « Euh, faudrait voir à pas trop pousser non plus, hein, y a des limites… » Je ne comprenais pas l'importance d'utiliser du sang menstruel pour créer des œuvres, pour exprimer ce

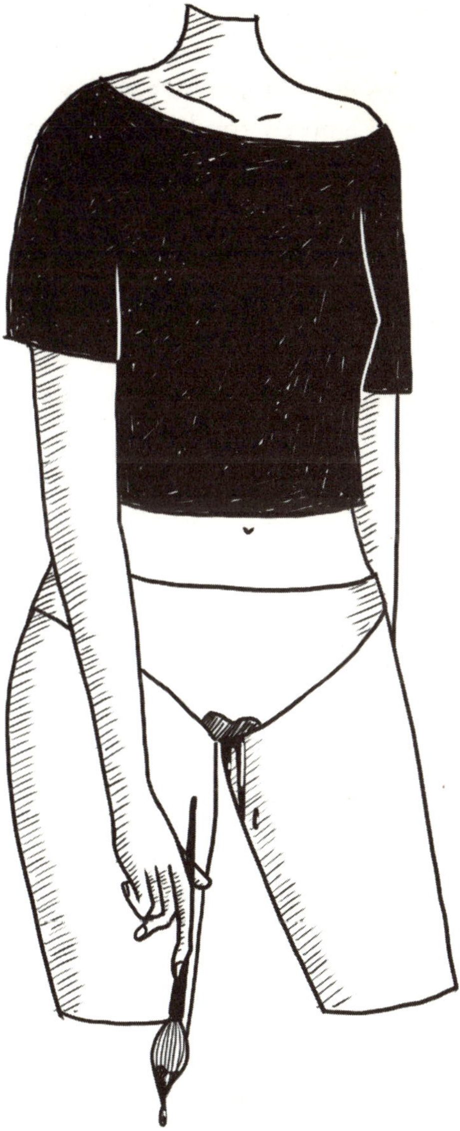

besoin de sortir les règles de l'ombre et de leur cave sinistre pour les imposer à la vue de tous.

Aujourd'hui, je comprends mieux. C'est d'abord un acte révolutionnaire, qui va dans le sens inverse des conventions et qui force les gens à voir ce qu'ils s'appliquent à ignorer royalement au quotidien. C'est une façon de leur dire : « Ah ouais ? Alors comme ça te dégoûte ? Bah tiens, prends, mange, regarde-les en face ! » C'est une façon aussi de les faire exister autrement. Puisqu'on refuse de les cacher, il faut agir vite et fort, et l'art permet de donner une dimension plus puissante et plus ample à cette démarche de démystification – sans tomber dans la vulgarisation scientifique et la pédagogie poussée. On garde l'aspect mystique à travers l'art, parce que c'est une œuvre, parce que c'est mis en scène de façon à ce que le cœur du projet soit présenté sous une lumière positive, mais on met aussi en avant la réalité des choses. La réalité de ce sang tant fantasmé qui n'est, en réalité, que ça : du sang. Et pourtant, ce sang est effectivement doté de grands pouvoirs. Non, il ne permet pas de faire pourrir les récoltes et ternir les miroirs, mais, comme le regard de Méduse, il pétrifie ceux qui osent le regarder en face.

Il dégoûte, traumatise, terrifie, intrigue, il pousse à la fuite. Il suffit de le mentionner pour observer des cas de cécité et de surdité subites, comme par magie. Par la seule mention du sang menstruel, on peut perdre tous les interlocuteurs rassemblés autour de soi, les pousser à fuir la queue entre les jambes en hurlant : « NON, NON, NON, JE NE VEUX PAS SAVOIR », les doigts enfoncés dans les oreilles pour les protéger de nos mots.

Forcément, y a de quoi motiver les artistes à explorer ce grand mystère, par amour de la provocation, sûrement, mais aussi pour reprendre le contrôle sur la façon dont ce sang est vu, représenté et interprété.

Quand on parle d'art menstruel, le terme « Menstrala » revient souvent. Il a été inventé en 2000 par l'artiste Vanessa Tiegs pour désigner sa collection de quatre-vingt-huit peintures réalisées à l'aide de son sang menstruel. Depuis, beaucoup d'artistes utilisant le même médium ont rangé leurs œuvres sous cette étiquette. C'est Vanessa Tiegs elle-même qui a encouragé la reprise de son néologisme, invitant les artistes à rendre le terme Menstrala aussi universel que les cycles des personnes menstruées. Mais elle est très loin d'être la première à s'être lancée dans l'art menstruel.

Le mouvement a décollé au tout début des années 1970, et plusieurs œuvres – que vous avez peut-être déjà vues sans trop y faire attention (bien que ce ne soit pas évident de les ignorer, en réalité) – ont servi de tremplin à toutes les artistes qui ont suivi.

On peut notamment relever le *Red Flag* de Judy Chicago, réalisé en 1971, une photo lithographie d'une femme qui retire un tampon imbibé de sang en gros plan. En 1972, Chicago a remis ça avec une photographie intitulée *Menstruation Bathroom* dans laquelle on peut voir une salle de bains avec une étagère pleine de produits d'hygiène intime et une poubelle débordant de protections usagées et tachées de sang. Si Judy Chicago reste l'une des pionnières de l'art féministe de la deuxième vague féministe (qui s'étend de la fin des années 1960 à la fin des années 1980), elle est loin d'être la seule à avoir pris les règles comme point de départ pour ses œuvres.

La même année que son *Red Flag*, en 1971, l'artiste Leslie Labowitz-Starus s'est installée dans l'Otis Art Institute de Los Angeles pour réaliser une performance intitulée *Menstruation Wait*. Elle est restée assise par terre contre un mur en attendant que ses règles arrivent, tout en racontant au public comment elle se sentait. C'était pour elle une façon de familiariser le public avec tout ce qui se trame dans le corps d'une femme avant le débarquement de ses règles.

En 1972, Carolee Schneemann a poussé le concept encore un peu plus loin avec son œuvre *Blood Work Diary* réalisée au cours d'un de ses cycles menstruels. Chaque jour, elle a recueilli un peu de son sang sur des mouchoirs en papier (en y ajoutant du jaune d'œuf pour le fixer) afin de documenter l'évolution de son cycle. Cette œuvre lui a été inspirée par une expérience avec un ex-petit ami qui s'était senti mal pendant un de leurs rapports sexuels en apercevant une petite goutte de sang menstruel. Pour expliquer sa démarche, elle a fait un parallèle avec la guerre du Vietnam qui permettait à tout un tas d'hommes de se réjouir à l'idée de réduire des corps étrangers en charpie tout en étant à la limite de tourner de l'œil quand ce même sang s'écoulait d'un vagin. Parallèle qu'on fait d'ailleurs toujours aujourd'hui, en utilisant des références différentes.

C'est globalement en ces termes qu'on peut résumer une grande partie de la démarche dans l'art menstruel : confronter le public à ses peurs et ses tabous. Et, évidemment, le public masculin en majorité. Là où d'autres substances corporelles peuvent provoquer du dégoût, le sang menstruel a en plus la capacité de susciter un sentiment de révolte, d'outrage et d'indignation. Les artistes adeptes de l'art menstruel utilisent donc cette indignation pour forcer ceux qui font tout pour ignorer l'existence des menstruations à les regarder en face.

Pour reprendre la métaphore de la Gorgone, les artistes menstruelles sont comme Persée – elles tranchent la tête de Méduse pour la brandir devant Atlas (le public) et les forcer à la regarder dans les yeux. En espérant qu'à force, on développe tous une immunité face aux pouvoirs pétrifiants de leur art et qu'on puisse en saisir le message et les pouvoirs sans se changer en pierre.

Pour Vanessa Tiegs, le mouvement du Menstrala est là simplement pour nous rappeler que le sang menstruel n'est pas invisible – du moins pour les personnes menstruées – et que le sang menstruel est le seul sang qui soit « non-violent » (dans le sens où il ne provient pas d'une blessure, d'un accident, d'une maladie ou de quelque chose de dangereux qui puisse porter atteinte à la vie de celui qui saigne). Le mouvement de l'art menstruel rend visible une fonction naturelle qu'on s'efforce de cacher depuis des millénaires – c'est un processus parfaitement logique et qui n'a rien d'original, puisqu'il est utilisé pour donner voix à toutes les personnes et les causes opprimées depuis des siècles. L'art comme média révolutionnaire n'a pas été inventé avec l'art menstruel, mais l'art menstruel est une révolution artistique.

Son but est donc de confronter le public à cette fonction corporelle ignorée, méprisée, haïe parfois,

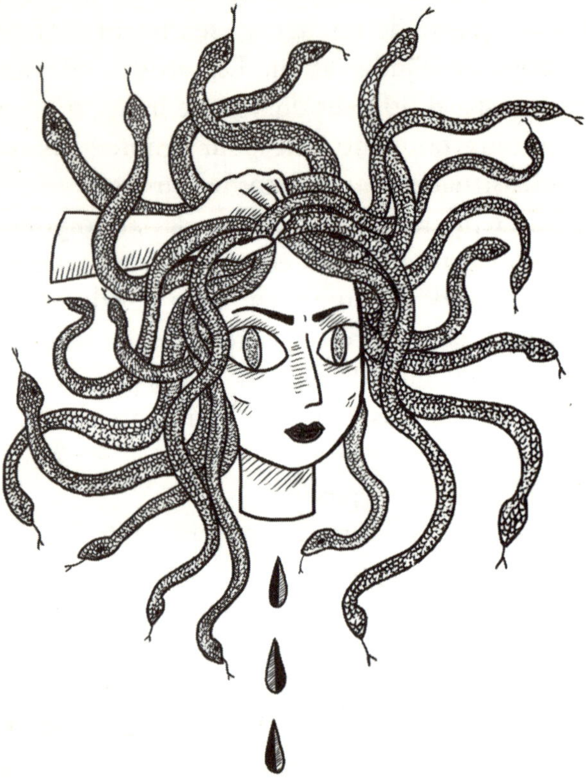

mais aussi au traitement qui est fait du corps des femmes et de leur santé depuis toujours. Tout est relégué au placard, tout est secondaire et « normal ». C'est « normal » qu'une femme souffre pendant ses règles, tout comme c'est « normal » qu'elle n'en parle surtout pas et qu'on s'apprenne, de femme en femme, des techniques pour cacher nos menstruations, pour se rendre discrètes, toutes petites, invisibles quand on saigne, histoire de ne pas choquer l'homme. Il ne doit pas savoir ce que notre corps est capable de produire et il ne doit surtout pas être contaminé par cette preuve de notre infériorité et de notre faiblesse.

Pour répondre à ça, il est donc parfaitement logique que le premier réflexe des artistes soit de saigner partout où bon leur semble, pour qu'on ne puisse plus jamais ignorer leur sang. C'est aussi une façon de lui rendre son pouvoir, de reprendre sa place sur le podium, de ne plus voir cette perte de sang comme une blessure, une faiblesse, mais comme la preuve d'une puissance fertile et capable d'endurer tous les désagréments qui vont avec sans jamais fléchir. À plus petite échelle, l'art menstruel éduque le public sur la réalité physiologique des règles, histoire que tout le monde puisse comprendre ce qui se passe dans notre corps, ce que ça peut impliquer selon l'endroit où on vit et les diverses conditions physiques dont on peut souffrir, l'image que ça nous renvoie de nous-mêmes en fonction de l'image qu'on a de nos propres règles…

C'est une bonne façon de suivre l'évolution des mentalités et d'égrener petit à petit les différentes raisons qui peuvent pousser quelqu'un à parler de ses règles au quotidien puis à les montrer, à travers son art. Chaque artiste a ses motivations, son histoire personnelle, un message à faire passer. En étudiant toutes ces œuvres, on peut établir une liste assez claire de toutes les conséquences du tabou menstruel sur les personnes concernées, les blessures que ça génère, comment ça complique le rapport à son propre corps, à son intimité, ses relations, et une fois qu'on passe le cap du rejet (quelle qu'en soit la cause), on ressort forcément plus instruit et grandit d'une telle exposition.

Encore faut-il évidemment faire la démarche de voir ces œuvres, de les chercher, de lire ce qui est dit dessus, ce que les artistes elles-mêmes en disent – une démarche que tout le monde n'a pas forcément l'envie ou le temps de faire, mais que je ne peux que recommander, si ça vous titille. Si vous n'êtes pas intéressé par les articles de presse économique ou politique, que ça vous ennuie de lire des thèses et des essais sur les menstruations et toutes les ramifications du tabou (en dehors de ce merveilleux livre que vous êtes en train de lire, évidemment), l'angle de l'art contemporain est une bonne amorce pour le reste.

Il résume les grandes lignes, à travers des expériences personnelles qui reflètent le climat sociologique dans lequel les œuvres ont été créées, et s'accompagne souvent d'explications très claires. Il y a évidemment une part de mystique dans certaines œuvres, et tout n'est pas toujours très accessible, mais en faisant mes recherches j'ai remarqué que la façon dont les artistes décrivaient leurs démarches, ou celle dont les critiques en parlaient, exprimaient très clairement tout ce que je m'efforce d'explorer dans cet ouvrage.

D'instinct, on a souvent tendance à voir l'art contemporain comme un mouvement un peu élitiste réservé à une certaine caste sociale, pas toujours accessible au commun des mortels. C'était mon opinion jusqu'à ce que je me retrouve forcée de m'y plonger quand j'ai commencé à me pencher sur le sujet du tabou menstruel. Si je ne peux pas parler aussi aisément des autres courants, je peux au moins dire que j'ai trouvé le courant de l'art menstruel particulièrement facile à apprivoiser et à comprendre.

Il ne faut cependant pas confondre « comprendre » et « apprécier » – libre à vous de juger ces œuvres comme esthétiquement déplaisantes. Le but n'est pas forcément de les appréhender en tant qu'œuvres visuellement satisfaisantes, mais comme des supports explicatifs pour une question sociale importante. D'où l'importance de lire les paroles de l'artiste qui accompagnent chaque œuvre – elles ne se suffisent pas toujours à elles-mêmes, mais deviennent instantanément plus claires une fois le contexte exposé.

Et c'est encore plus simple quand on génère une controverse et qu'on se fait censurer. Ce fut notamment le cas de l'artiste Rupi Kaur, en 2015, dont l'une des photos a été supprimée de son compte Instagram, après avoir été jugée offensante. Cette photo, extraite d'une série intitulée *period.* publiée à l'origine sur son blog, la montre allongée dans son lit, de dos, avec une tache de sang sur l'entrejambe de son pyjama, et une autre sur son drap. Ces deux petites taches rouges ont suffi à faire tomber le couperet de la censure – un geste qui n'est pas passé inaperçu et que beaucoup d'internautes et de médias en ligne se sont empressés de dénoncer (la photo a depuis été republiée, et Instagram a présenté ses excuses). Des dizaines et des dizaines d'articles se sont empressés de raconter l'expérience de Rupi Kaur, et en ont profité pour commencer à poser des questions importantes : pourquoi censurerait-on cette photo et pas celle de quelqu'un qui saigne du nez ? Pourquoi en sommes-nous toujours là en 2015 ? Que révèle cette censure sur la représentation des règles dans le monde et la façon dont elles sont vécues par les personnes menstruées ? Qu'est-ce que

Rupi Kaur essayait de faire passer comme message, et pourquoi est-il si important ?

La série de photos *period.* de Rupi Kaur s'est propagée absolument partout depuis, et on ne peut plus faire de recherches sur les règles ou l'art menstruel sans tomber dessus (et tant mieux, parce qu'elle est très chouette et que je vous la recommande chaudement).

Et lorsque j'ai créé le compte Instagram de mon blog, Passion Menstrues, j'ai découvert tout un univers dont j'ignorais totalement l'existence : celui des comptes dédiés uniquement aux règles et à leur représentation. On trouve de tout, des comptes d'artistes, de marques de protections hygiéniques, d'associations liées au sujet, mais aussi des comptes dont le seul but est de publier des photos de règles dans leur environnement naturel (sous-vêtements, poubelles, cuvettes de toilettes, bacs de douche...) soumises par d'autres utilisateurs du réseau. Ces comptes sont souvent privés, pour tenter d'échapper à la censure, et ne sont pas destinés à un public très large – il faut être très à l'aise avec la vue du sang menstruel de parfaits inconnus pour en apprécier les publications, et tout est dans la démarche (rendre visible un fluide qu'on tente de cacher depuis des millénaires).

En explorant un peu, on comprend qu'il y en a pour tous les niveaux, et que l'art menstruel tel qu'il est pratiqué aujourd'hui est multiple, varié, et pas uniquement destiné aux gens comme moi qui passent leur vie à en parler et à s'y intéresser, promis. Qu'on ait une sensibilité artistique ou non, qu'on soit militant ou non, on peut tous y trouver quelque chose d'intéressant, on peut tous s'y frotter pour mieux comprendre, pour banaliser, pour s'habituer petit à petit à la présence des règles dans son quotidien jusqu'à ce qu'on réalise, un jour, que ça ne nous dérange plus du tout et qu'on a même appris deux-trois trucs pas inintéressants.

Encore faut-il faire cette démarche – qui n'est, évidemment, pas obligatoire pour s'ouvrir au sujet et s'éduquer, c'est juste un des nombreux angles à explorer – et accepter d'être peut-être un peu dérangé, au début.

Pour aller plus loin

Si l'art menstruel vous intrigue et que vous souhaitez voir ce que ça donne quand des artistes utilisent leur sang ou le concept des menstruations pour créer, voici une petite liste d'œuvres à découvrir. Il vous suffira de taper le nom de l'artiste et le titre de l'œuvre dans votre moteur de recherche préféré pour tomber très facilement sur des reproductions lisibles et tout un tas d'articles et d'interviews qui expliquent la démarche, si vous souhaitez approfondir vos connaissances et votre compréhension de cette branche de l'art contemporain.

Et avant de vous lancer dans ces recherches en plein milieu de l'open space ou de la bibliothèque municipale, gardez bien en tête que certaines de ces œuvres sont très explicites et représentent parfois des organes sexuels. À vous de voir si votre environnement vous permet de les regarder librement sans que personne ne vienne s'en offusquer par-dessus votre épaule.

Red Flag – Judy Chicago (1971)
Menstruation Wait – Leslie Leibowitz-Starus (1971)
Menstruation Bathroom – Judy Chicago (1972)
Blood Work Diary – Carolee Schneemann (1972)
What a Woman Made – Mako Idemitsu (1973)
Menstrual Hut – Charon Luebbers (1996)
Menstrala – Vanessa Tiegs (2000)
Aqua Permanens – Carlota Berard (2004)
O.B. – Karin Frank (2006)
Hope Chest – Laurel Roth (2008)
Red is the Colour – Ingrid Berthon-Moine (2009)
The Period Piece – Lani Beloso (2010)
Ummeli – Zanele Muholi (2011)
There Will Be Blood – Emma Arvida Byström (2012)
Womanstruation – John Anna (série en cours, depuis 2012)
Cloths – Carina Úbeda (2013)
I Don't Only Have Glitter In My Veins – Georgia Gibson (2013)
Period Jewelry et *On The Rag* – Lili Murphy-Johnson (2015)
period. – Rupi Kaur (2015)
Beauty in Blood – Jen Lewis (2015)
The Menstrual World : View From Space – Petra Paul (2015)

Si vous en voulez encore plus, Tumblr et Pinterest sont deux sites parfaits pour taper vos mots-clés (toujours plus efficaces en anglais – essayez « menstruation », « menstrual art », « period art », « menstrual activisim » ou encore « period positive » et d'autres variations de ces termes et émerveillez-vous devant ce nouveau monde qui s'ouvre à vous). Encore une fois, n'oubliez pas que vous êtes sur Internet et que tout ce que vous recherchez peut être décliné en contenu pornographique et que les règles sont loin d'être une exception – activez vos filtres si vous ne souhaitez pas être exposé à du contenu trop sensible. Mais bon, quand on cherche du contenu qui concerne les règles, il n'est pas toujours simple d'éviter les vulves et vagins qui vont avec. Ça fait bien souvent partie du package, parce que si les règles s'écoulaient de nos nez, ça se saurait. À vous de choisir ce à quoi vous voulez vous exposer, en fonction de votre sensibilité (et probablement de votre âge). Si vous avez un enfant ou un adolescent curieux dans votre entourage, vous pouvez lui faire une petite sélection pour vous assurer qu'il ou elle ne tombe pas sur n'importe quoi.

Chapitre 5

Et maintenant ?

Les choses avancent, c'est un fait. C'est comme pour tout, les modes de pensée évoluent, la technologie, les lois, les mœurs avec, pas toujours au même rythme, mais ça avance. Vous l'avez sûrement constaté vous-même, on n'a jamais autant parlé de règles que ces dernières années, il se passe rarement une semaine sans que le sujet ne soit abordé d'une manière ou d'une autre dans les médias. Si je devais dater le début de cette émergence, je dirais que ça remonte à la bataille contre la « taxe tampon », menée en 2015. Jusqu'en janvier 2016, la TVA sur les protections hygiéniques était de 20 % au lieu de 5,5 %, le taux consacré aux produits de première nécessité. Le message était clair : tampons et serviettes étaient donc classés dans les « produits de luxe », et on leur refusait leur statut d'indispensables. Il a fallu de nombreuses pétitions et manifestations diverses, ainsi qu'une sacrée couverture médiatique, pour qu'enfin le Sénat accepte de se prononcer en faveur de la baisse et oblige donc l'Assemblée nationale à revoter après un premier refus. La proposition a fini par être acceptée en décembre 2015, nous permettant aujourd'hui de rajouter une gommette dans la colonne des victoires.

De plus en plus de livres sur le sujet font également leur apparition, des émissions et podcasts y consacrent des segments entiers, on remet toute la politique des menstruations en question, et, petit à petit, les choses bougent et progressent. Bien sûr, quand on prend conscience de la gravité du sujet et de toutes ses ramifications, il y a de quoi être en rogne et s'offusquer que ça n'avance pas plus vite, mais réjouissons-nous au moins de voir que ça ne stagne plus. Que partout, dans le monde entier, à différents degrés et différentes échelles, la question se pose de plus en plus : pourquoi les règles sont-elles taboues et que peut-on faire pour y remédier ? Comment pousser les gens à s'interroger et à affronter leurs peurs, leurs dégoûts, leurs a priori ? Que faire pour rendre la vie des personnes menstruées plus facile, peu importe l'endroit où on vit, peu importe sa culture, sa religion, ses convictions ?

Chaque jour, de nouveaux acteurs de la cause se révèlent et agissent pour que ces sujets deviennent obsolètes le plus rapidement possible. Pour que tout le monde ait droit à la même chance, aux mêmes options, à la même considération. Que ce soit en passant par l'art, par la politique, par des manifestations, par l'entreprenariat ou simplement par les mots, chaque personne impliquée trouve le moyen le plus adapté pour faire avancer les choses à la hauteur de ses capacités personnelles.

Il y a par exemple Arunachalam Muruganantham, le fameux Menstrual Man[1] qui fabrique des protections

1. Lire le chapitre 4.

hygiéniques réutilisables pour les femmes indiennes. Il y a aussi Miki et Radha Agrawal qui ont créé la marque de sous-vêtements absorbants THINX qui permettent d'éliminer pratiquement toutes les autres formes de protections hygiéniques de sa routine. Il y a Marie Réveilhac et Noëlle Papay, les créatrices de la marque 100 % made in France Dans Ma Culotte qui propose serviettes lavables et coupe menstruelle. Il y a aussi Mélanie Doerflinger, qui a lancé une pétition pour demander aux fabricants de tampons d'indiquer tous les ingrédients utilisés dans leur fabrication sur leurs emballages. Plus tristement, il y a aussi la mannequin Lauren Wasser, qui a perdu sa jambe après avoir contracté le fameux syndrome du choc toxique et qui a décidé d'utiliser son exemple pour mettre ce problème sur le devant de la scène. Il y a aussi Cluny Braun, qui a lancé le blog Les Flux de Clu pour parler, d'abord de son rapport à ses règles et son vagin, mais ensuite donner la parole à d'autres concerné-e-s sur ces questions mais aussi sur d'autres aspects de la sexualité et du rapport au corps.

Chaque jour, j'en découvre d'autres. Chaque semaine, je reçois des mails d'étudiants qui veulent me poser des questions pour leur thèse, leur mémoire, leur doctorat ou un simple exposé au collège. Je vois des artistes s'inspirer des règles pour créer des œuvres, des bijoux, des vêtements. Je vois aussi de plus en plus de personnes partager leur quotidien en tant qu'individus menstrués sur les réseaux sociaux, parler de leurs crampes, de leur humeur, des conversations qu'elles ont à ce sujet. Je vois des personnes atteintes d'endométriose ou du syndrome des ovaires polykystiques communiquer, encore et encore, sur leur maladie, monter des groupes de soutien, des associations, tout faire pour rendre leur souffrance publique et aussi importante que celle de n'importe quel autre malade. C'est le cas par exemple de la chanteuse Imany qui travaille avec l'association Endomind pour communiquer plus largement sur le sujet.

Mon blog et mon livre ne sont qu'une goutte d'eau dans cet océan de mobilisation qui s'agite depuis une poignée de mois. Nous sommes bien plus nombreux qu'on pourrait le croire, malheureusement il faut encore souvent fouiller et le vouloir pour nous trouver, mais il devient de plus en plus difficile de nous ignorer, et a priori ça ne va pas s'arranger.

Oui, nous allons mettre nos règles, nos vagins et nos utérus sur toutes les tables qui nous passeront sous le nez jusqu'à ce que ne soit plus considéré comme un acte militant, radical, provocateur, choquant ou inédit. Oui, nous allons exposer notre intimité comme jamais auparavant, nous allons tout faire pour rappeler à ceux qui adorent regarder nos corps nus qu'ils ne fonctionnent pas uniquement pour leur bon plaisir et qu'ils ne sont pas que des objets de désir. Oui, nous allons fournir des détails, ceux qui vous donnent envie de vous boucher les oreilles en hurlant : « Nooon, je ne veux pas savoir, nooooon ! » jusqu'à ce que vous n'ayez plus d'autre choix que de nous écouter, jusqu'à ce que ça ne vous dérange plus.

Et oui, nous allons profiter de chaque opportunité qui se présentera à nous, jusqu'à ce que le mot tabou ne s'applique plus à cette fonction corporelle, jusqu'à ce que ça ne lèse plus personne, que ça n'isole plus, que ça n'embarrasse plus.

Et pour ça, il va falloir en parler, encore et encore. Et ça tombe bien, parce qu'il y en a, des choses à dire. Ce livre en est la preuve, non ?

Pourquoi il est important de parler des règles

Il faut savoir faire la différence entre parler des règles et parler de ses règles. L'abolition du tabou ne doit pas nécessairement passer par le sacrifice de la pudeur et de l'intimité – lorsqu'on insiste pour que le sujet soit abordé plus souvent et plus librement, cela ne signifie pas qu'on attend des personnes menstruées qu'elles nous donnent tous les détails de leurs règles chaque mois, au jour le jour, avec un bilan sur la couleur, la consistance et l'odeur de leur sang menstruel.

Si partager ces détails vous dérange, il est bien évident que votre pudeur mérite d'être respectée. De la même façon, si pour d'autres la libération doit passer par la parole et le partage de détails intimes, il faut apprendre à se retenir de grimacer et de s'offenser. On ne se permettra jamais de critiquer les personnes qui préfèrent garder ça pour elles, en échange on demande juste à ne plus être jugés et boudés lorsqu'on évoque des règles.

Comment faire, alors, pour inclure les règles dans les conversations banales du quotidien et cesser de les traiter comme un secret d'État qui ne doit surtout pas tomber dans les mauvaises oreilles ? La réponse est simple : en parler, et puis c'est tout. Ne plus se cacher, ne plus utiliser de métaphores, ne plus chuchoter ou grimacer de honte quand il s'agit de signaler qu'on a ses règles, c'est déjà une première étape. Apprendre à dire simplement : « J'ai mes règles » n'est pas chose aisée pour tout le monde – moi-même, j'ai mis quelques années avant d'arrêter de dire : « Je suis indisposée ».

Avant même de commencer à m'engager dans ce qu'on appelle l'activisme menstruel, avant même de savoir qu'une telle chose existait, j'ai commencé à en parler un peu autour de moi. À profiter des conversations en terrasse ou tard le soir entre copines pour échanger quelques histoires. Ça commence simplement, lorsqu'une personne annonce avoir ses règles ou être en retard, et, petit à petit, les langues se délient. On discute douleurs, contraception, protections hygiéniques, transit… On s'échange des petits détails au fur et à mesure et il faut toujours un berger dans la meute, qui prend la peine d'emmener la conversation encore plus loin, de la guider hors des sentiers battus pour rentrer dans le vif du sujet, s'assurer que le silence ne s'installe pas. Il faut poser des questions, pousser les gens à développer leurs réponses – sans brusquer personne, bien évidemment.

Dans un cercle intime, c'est plus facile. Toutes les conversations prennent la forme de confidences, on se retrouve dans le même état d'esprit que pendant les soirées pyjama de notre enfance et notre adolescence, quand tout se partage et tout émerveille, stupéfie, horrifie. Il faut savoir profiter de ces moments-là pour se libérer sur tout un tas de sujets, quand on se sent suffisamment en confiance pour

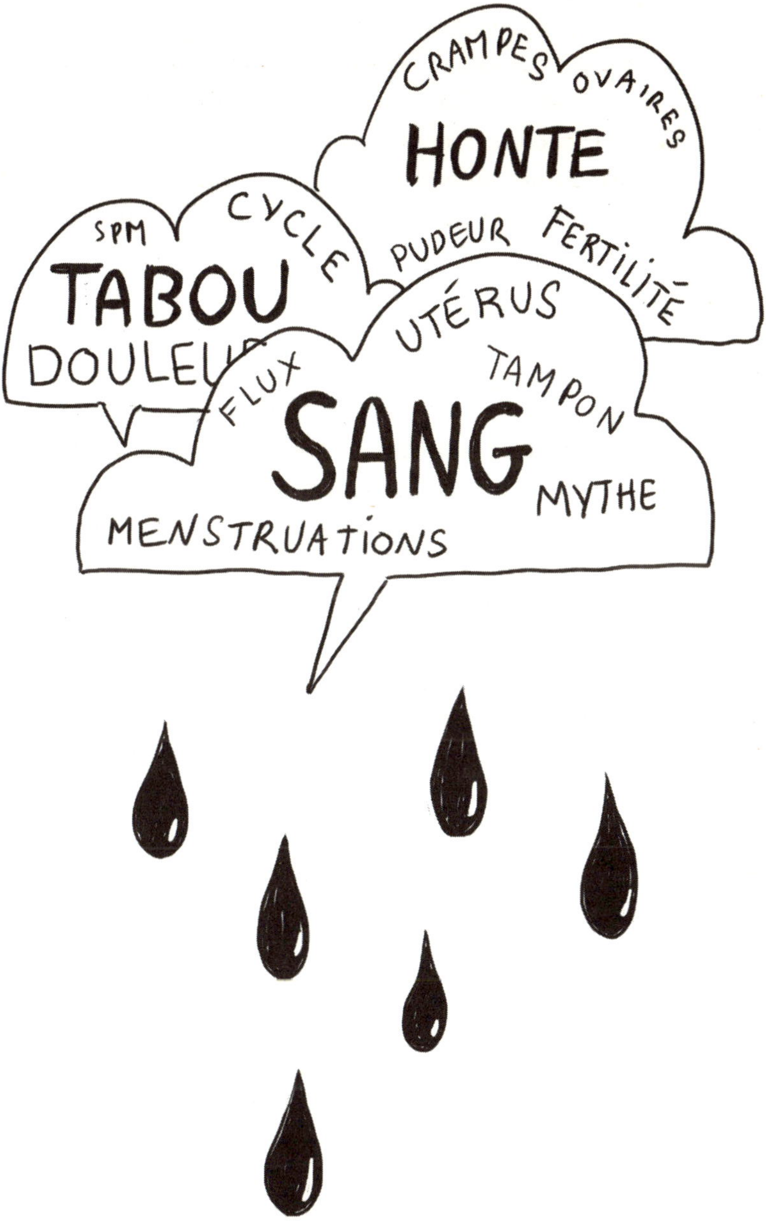
CRAMPES
OVAIRES
HONTE
PUDEUR
FERTILITÉ
SPM
CYCLE
TABOU
DOULEU
UTÉRUS
FLUX
TAMPON
SANG
MYTHE
MENSTRUATIONS

poser des questions, se confier, avouer ce qu'on ne dit pas le reste du temps. Et parler de règles en petit comité, c'est s'assurer d'avoir le temps et l'espace de parole nécessaire pour bien profiter de l'instant. C'est une première étape, avant de se lancer dans une propagande plus globale et d'imposer le sujet à la table du dîner de Noël (personnellement je n'ai jamais eu l'occasion de tester, mais j'en rêve secrètement).

Ce sont ces débats qui permettent d'en apprendre le plus, parce qu'on aura beau étudier le sujet en long en large et en travers, tout ne reste que théorique. Même en lisant des témoignages, la distance entre la personne qui témoigne et celle qui lit reste trop énorme pour qu'on puisse complètement s'investir dans son expérience. Mais quand on est quelques-uns autour d'une table, on peut en apprendre beaucoup et, surtout, on peut poser ses questions en direct sans risquer d'être frustré par le manque d'informations.

Par exemple, je connaissais depuis longtemps l'existence des éponges menstruelles et j'avais lu plein de témoignages sur le sujet, mais j'ai été ravie de tomber sur une amie qui les avait déjà testées pour lui poser dix milliards de questions qui m'ont, enfin, motivée à peut-être essayer un jour (à l'heure où j'écris ces lignes, ce n'est pas encore fait, mais je ne perds pas espoir). J'ai vu beaucoup d'autres amies vivre la même expérience avec d'autres histoires, et ce réseau d'échange a toujours été précieux à nos yeux et nous permet de tout mettre en commun de manière à avoir un maximum d'informations à portée de main pour ne pas partir complètement à l'aveuglette.

N'hésitez pas non plus à raconter vos anecdotes, et à demander aux autres d'en faire de même. Quelle est votre pire histoire de fuite ? Combien de sous-vêtements avez-vous tués avec vos règles ? Quel genre de culottes portez-vous pendant vos règles ? Est-ce que quelqu'un s'est déjà retrouvé avec votre sang menstruel sur son corps ? À quel genre de système D avez-vous dû avoir recours un jour de panne de protections hygiéniques ?

À partir de quelques histoires et des bonnes questions, on peut en parler pendant des heures sans jamais cesser d'apprendre, de rire et de s'étonner. Plus on en parle, plus ça normalise le sujet, plus ça le rend trivial et quotidien – tout ce qu'il devrait être, dans un monde idéal (bientôt, on l'espère). Toutes les fonctions corporelles font de bons sujets de confessions, et on peut toujours trouver le moyen d'en rire, de se surpasser dans l'absurde et de transcender ce qui a pu être un moment humiliant mais qui devient, grâce à ces conversations, une super histoire pour faire marrer les potes et dédramatiser le tout.

Pour les personnes qui ne sont pas directement concernées par les règles, ou celles qui les voient encore comme quelque chose à cacher, il est important aussi d'apprendre à surpasser ses a priori et à retenir ses réactions épidermiques lorsque le sujet est abordé. Ne prenez pas des airs dégoûtés, ne raillez pas les personnes qui en parlent, ne vous bouchez pas les oreilles en menaçant de quitter la pièce si on ne change pas de sujet rapidement – demandez-vous plutôt pourquoi ça vous dérange autant.

Qu'est-ce qui, dans les règles, vous pousse à prendre autant de recul, à grimacer face aux images qui vous viennent en tête ? Qu'est-ce qui vous donne l'assurance de demander aux personnes qui en parlent de se taire, et comment justifiez-vous ce pouvoir que vous vous donnez ?

Ça ne fait pas de vous une mauvaise personne, mais simplement la victime d'une éducation et d'un environnement social qui vous apprend depuis toujours à réagir comme ça, souvent inconsciemment. Ce n'est pas comme si on vous avait répété toute votre enfance que les règles étaient sales et dégoûtantes et honteuses (sauf dans certains milieux religieux, peut-être, avec des arguments justifiés par des textes sacrés et des traditions ancestrales), mais c'est néanmoins ce que vous avez intégré, malgré vous.

Or, nous avons la chance en tant qu'êtres humains de pouvoir nous remettre constamment en question, d'évoluer, de dépasser ses convictions. Ce serait quand même dommage de ne pas mettre ce grand pouvoir à profit régulièrement – surtout sur un sujet comme les règles qui concerne directement, je le rappelle, la moitié de la population mondiale et qui est globalement inévitable. Ah, et qui permet aussi de donner la vie, accessoirement. Être violemment repoussé par une fonction corporelle sans laquelle on n'existerait pas, ça semble un poil contradictoire, quand on y réfléchit deux minutes.

Rien ne sert cependant de reporter la honte sur le camp adverse – le but n'est pas de rejeter toute personne n'ayant pas encore fait le chemin nécessaire pour accepter les règles comme quelque chose de normal et naturel et de non-tabou, ni de les blâmer. Si c'est votre cas, on ne vous demandera pas de vous flageller en répétant mille fois « je suis une mauvaise personne » tout en vous tartinant le visage de sang menstruel en guise de pénitence (c'est tentant, je sais, mais restons courtois).

En ce qui me concerne, ce que je refuse de faire aujourd'hui, c'est de me taire ou de chuchoter lorsque j'aborde le sujet. Si ça gêne, ce n'est pas à moi de me remettre en question, et je suis toujours ravie de pouvoir débattre sur le sujet pour démêler tout ce foutoir et essayer d'y voir plus clair et de faire comprendre à mon interlocuteur pourquoi j'estime que c'est important pour moi d'en parler librement et publiquement.

J'ai encore quelques personnes dans mon entourage qui persistent à grimacer quand j'aborde les règles ou le vagin, mais c'est presque devenu un jeu : je fais exprès d'en faire des caisses sur le sujet, et ils prennent un air outré et scandalisé, et on en rigole. Et je suis persuadée qu'au fond, ça ne les dégoûte plus autant qu'avant et qu'ils trouvent ça de plus en plus normal. En tout cas, ce qui est sûr, c'est qu'ils n'essayent plus de me faire taire – surtout face au nombre grandissant de personnes qui prennent plaisir à se joindre à la conversation pour partager leur point de vue et leurs expériences personnelles.

Plutôt que de tout rejeter en bloc, mieux vaut voir ces conversations comme une opportunité : celle de pouvoir poser toutes les questions qu'on veut sans risquer de déranger ou d'avoir l'air indiscret. Le sujet est là, posé, il n'attend que votre intervention. Et, bien souvent, les gens sont ravis de pouvoir y répondre et d'avoir enfin des oreilles intéressées en dehors de leur cercle très intime (souvent constitué uniquement de personnes elles-mêmes menstruées).

C'est l'occasion aussi d'avoir des surprises – j'en ai appris énormément sur mes amis en parlant menstruations en public, et les personnes les plus ouvertes ne sont pas toujours celles qu'on croit (et inversement). De plus, maintenant que le sujet ressort régulièrement dans les médias, on a encore plus d'occasions de l'aborder sous un tas d'angles différents. Il n'est donc pas toujours nécessaire d'étaler sa petite intimité devant la planète entière, on peut simplement parler de ce qu'on a vu dans les médias et débattre ensuite avec suffisamment de distance pour conserver sa pudeur si nécessaire.

Tout ça est bien plus facile à faire quand on est déjà adulte et qu'on est entouré de personnes ouvertes d'esprit et capables d'enclencher ces conversations. C'est plus compliqué quand on est ado ou enfant, alors qu'on a des milliards de questions qui restent souvent sans réponse et qui, du coup, laissent place à toute sorte de fantasmes qui nous éloignent chaque jour un peu plus de la réalité bien moins terrifiante des choses. Plus on laisse de place à l'imagination, plus elle s'exprime, plus elle s'étend. Du coup, si on voit les règles uniquement comme quelque chose de mystique, de secret, et, potentiellement, de dégoûtant, l'imaginaire s'emballe et visualise souvent le pire. Si pour les personnes concernées le doute est souvent dissipé par l'arrivée des règles, qui permet de constater que non, ce n'est pas la fin du monde et que non, le sang ne coule pas en continu tel une rivière déchaînée, c'est beaucoup moins facile pour ceux qui naissent sans utérus et qui ne peuvent qu'imaginer ce qui s'y trame.

En plus de ne pas savoir et d'imaginer ce que ça peut être, on voit les filles se réunir presque en secret, parler à voix basse, utiliser un langage codé et des regards appuyés pour se comprendre entre elles – forcément, il y a de quoi être fasciné. Si au lieu de ça on grandissait tous dans un climat propice à la communication sur le sujet, si on parlait des règles comme on parle de son nez bouché ou de son nouveau jouet, on tuerait le tabou dans l'œuf et il disparaîtrait en deux générations. Mais encore aujourd'hui, dans le monde entier, les petites filles grandissent dans un environnement qui nourrit ce tabou, encore et encore, et apprennent très tôt à cacher cette fonction de leur corps, surtout des garçons parce que ça pourrait les dégoûter et les faire fuir – et il n'y a rien de pire pour une fille que de perdre l'attention des garçons, c'est bien connu.

Avoir ses règles, c'est grave. C'est important. C'est toute une vie, toute une identité qui change en un instant. C'est avec cette idée qu'on grandit, peu importe comment on a été éduqué, la société ne fait que nous renvoyer cette image. Avoir ses règles, c'est changer. C'est devenir grande, mais impure aussi, femme, mais sale et imprévisible. C'est avoir une bombe à retardement entre les cuisses, qui menace de péter quand on s'y attend le moins – et ce, tous les mois. C'est souffrir, aussi, et devoir le faire en silence parce que personne n'acceptera un « j'ai des crampes » comme excuse pour ne pas aller à l'école ou réaliser une tâche quelconque – il n'y a qu'en cours de sport qu'on a le droit de sortir l'excuse de l'indisposition pour y échapper, mais il faut quand même se farcir le reste.

Mais tout ça, c'est parce qu'on n'en parle pas assez. Au sein du foyer, d'abord, qui est généralement la première source d'information de l'enfant, mais aussi dans l'entourage plus ou moins proche, à l'école, dans les livres, à la télé, au cinéma... C'est tellement peu représenté qu'on comprend très vite à quel point ça doit rester secret. Et quand on a le malheur d'aborder la question devant un garçon, il ne se gêne tellement pas pour exprimer son dégoût qu'on reste souvent traumatisée à vie à l'idée de revivre cet échange.

Sans compter que les règles sont fréquemment utilisées dans le but d'humilier les gens – quand une fille a le malheur d'exprimer son mécontentement, on lui criera « T'as tes règles ou quoi ? » Si une ado se retrouve avec une tache visible sur les vêtements, on ne manquera pas de le lui faire remarquer bruyamment et de lui rappeler cet événement aussi longtemps que possible. Forcément, face à tout ça, ça ne donne pas très envie d'en parler et on préfère s'éviter toute interaction de ce type, quitte à déployer des techniques de ninja pour cacher qu'on est menstruée.

Il n'y a que par la communication, dès le plus jeune âge et dans tous les contextes, qu'on réussira à mettre fin à ce cercle vicieux. En apprenant aux garçons très tôt ce que sont les règles et pourquoi il est important de ne pas les utiliser contre les filles, et aux filles à ne pas se sentir sales ou inférieures juste parce que leur corps fonctionne correctement. Ça permettrait peut-être aussi de réduire le nombre de problèmes de santé liés à l'utérus, si on apprenait aux filles à écouter leur corps, à le surveiller (et le faire surveiller par des professionnels), à reconnaître les signes de mauvaise santé. On arrêterait aussi de minimiser la douleur et son impact, et d'en faire une arme contre les femmes.

Je ne sais pas vous, mais moi, un monde comme ça, ça me laisse un peu rêveuse. Et ça m'attriste aussi de constater à quel point il serait facile d'améliorer quelque chose, et pourtant, on continue de ramer. Le fait que je puisse écrire ce livre aujourd'hui nous prouve bien que ça avance et qu'il y a du mieux, mais ça pourrait bouger beaucoup plus vite si on mettait nos petites coquetteries de côté deux minutes le temps de rendre la vie plus douce à nos enfants qui ont déjà assez de soucis comme ça avec leurs corps qui change sans arrêt.

Et le pire (le mieux ?), c'est que c'est d'une simplicité enfantine, justement. Toutes les clés sont là, il suffit de sauter le pas, de se poser deux-trois questions et de se tourner vers les autres pour entendre ce qu'ils ont à en dire. Pourquoi sommes-nous si coincés ? Si réfractaires ? Qu'y a-t-il de si terrifiant dans tout ça ? Pourquoi insistons-nous à ce point pour renvoyer toute discussion liée aux règles au domaine de « l'intime », alors qu'on n'hésite pas à étaler d'autres aspects de notre intimité dans nos conversations ? Cessons donc d'avoir peur de cette fonction corporelle basique qui est tout de même à l'origine de nos existences à tous.

Il est temps de traiter les règles – et surtout les personnes qui les ont – avec le respect qu'elles méritent.

Remerciements

Merci à ma mère, parce que sans ses règles je ne serais pas là. Plus sérieusement : merci d'avoir été la meilleure mère qu'on puisse imaginer, de m'avoir élevée sans tabous, d'avoir encouragé ma curiosité et d'avoir répondu à toutes mes questions.

Merci à Lucien, pour son soutien inconditionnel, son oreille attentive et son amour.

Merci à ma Clit Clique, toujours là pour m'écouter hurler mes émotions, et bien sûr à Adeline pour ses superbes illustrations.

Merci à Christophe Absi pour sa confiance, à Claire Le Menn pour ses suggestions éclairées et à toute l'équipe de Flammarion de m'avoir aidée à réaliser le rêve de ma vie (rien que ça).

Merci aussi à toute l'équipe du café Côté Canal, qui m'a nourrie, abreuvée et surveillée de près pour s'assurer que je bossais bien, et qui a été comme une deuxième famille pour moi.

Merci à toutes les personnes qui me suivent depuis des années, des mois ou des jours, qui m'envoient des informations et des liens sans arrêt, qui répondent à toutes mes questions les plus indiscrètes, qui témoignent sans tabou pour m'aider dans chaque étape de ma carrière. On peut difficilement faire plus cliché que la phrase « sans vous, je ne serais rien », mais sans vous, je ne serais certainement pas là où je suis aujourd'hui, et je vous dois beaucoup. Ce livre est pour vous, et j'espère qu'il ne vous aura pas fait regretter votre engagement.

Merci à tous ceux qui m'ont soutenue dans les hauts et les bas, qui n'ont jamais cessé de m'encourager malgré mes doutes et mes angoisses, à ceux qui me remettent gentiment les pieds sur terre quand je m'envole, ceux qui m'aident à tenir debout quand je chancelle.

Merci à tous les potes qui m'écoutent parler de règles depuis des années et enrichissent mon univers avec leurs anecdotes croustillantes et leurs blagues de plus ou moins bon goût. C'est pour ça que je vous aime.

Et bien sûr, merci aux menstrues, gloire à elles.

NORD COMPO
multimédia

Composition et mise en pages
Nord Compo à Villeneuve-d'Ascq

Cet ouvrage a été achevé d'imprimer en avril 2017
dans les ateliers de Normandie Roto Impression s.a.s.
61250 Lonrai
N° d'impression : 1701473
N° d'édition : L.01ELKN000666.N001
Dépôt légal : mai 2017

Imprimé en France